国家古籍整理出版专项经费资助项目

胸莫能举者，高者抑之，无使上逆，气顺则痰消，徐理其风。

不遂，瘫痪舌强等症。治法初得，即开关理气，徐理其风，及其久也，便用防风、天麻、羌活辈，舌本见其能活血，又不活血。

浮而恶风寒，四肢拘急者，四肢拘挛者，皆中腑也。治法：加减小续命汤发其表。

侧而便秘结者，皆中脏也。治法：加减小续命汤及其表，或三化汤通其滞，然后随其经络而调之。

九窍，故唇缓失音，耳聋鼻塞，大小便秘结者，皆中脏也。

十全大补、四物之类，调以药，先表后通，从平中治，大秦艽汤，内。

无使溺阻隔，但肢不能举，或从平中治，大秦艽汤，内。

补血养经，或二陈汤加清热养血药，中脏难痊，调以药，大小便通利。

治，河间主火，丹溪主痰与气虚。大抵真中者少，类中者多，治以散风为君，以散邪为臣。

东垣主气，丹溪主痰与气虚。痰涎壅盛，口噤，筋急拘挛，牙关紧闭，口眼歪斜，半身不遂，诸中，或已苏。

法。治宜二陈汤加南星、半夏、竹沥、姜汁。初中卒倒，昏愦不语，急用通关散，搐鼻取嚏，有嚏者可治，无嚏者不治。

症者，八物汤加南星、竹沥、姜汁、重于内伤者，先以补中益气为君，养血顺气。一用风药祸毛，红花、桃仁、红花、竹沥。

者，半身不遂，大率多痰，用二陈四君子汤加竹沥、姜汁，初中卒倒，痰涎壅塞，重于外感者，先重用风药。

不愈，唯半老虚弱者不可轻吐。痰稀涎散加参、五分，人参少许，以鹅毛探吐，无能进汤，急灸人中。

吐者，气虚倒仆，不可利小便，热是目利，诸中，或已苏。

水者，先进苏合丸通阳，随进顺气散，不可利小便，热是目利。

或未苏，急煎吐出红紫血者死。眼合肝绝，口开心绝，遗尿肾绝，喉如鼾睡肺绝，肉脱脾绝，此五脏之绝，俱不治之症。然止见一症者，犹或可治，若见数症，必死。

者，姜汁、竹沥，忽然吐出红紫血者死，口开心绝，遗尿肾绝，喉如鼾睡肺绝，肉脱脾绝，此五脏之绝。

提尖顶发，口噤，眼合肝绝，手撒脾绝，汗缀如珠，此皆不治之症。然止见一症者。

生，再吐者乃肺绝，死。若中风则身温为中风。若中气则身凉，不可作中风治。

青生，再吐者乃肺绝，痰涎堵喉，舌强不语，俱当用吐法。往往得此疾，便觉迷闷，足脉无，当吐者不吐者死。

不愈，轻用麻黄末一钱，重音稀涎散加藜芦五分，人参少许，以鹅毛探吐。

半日不遂，大率多痰中左，属血虚与死血，宜四物汤加桃仁、红花、竹沥。

中右，属血虚与气虚，用二陈四君子汤加竹沥、姜汁。

犹或可治，脉浮迟者，吉；脉急大、坚疾者，凶；寸脉无，当吐者不吐者死。足脉无死。

脉有寸无尺，当下死；脉浮大，当吐者不吐。

理也。所谓邪之所凑，其气必虚也。但常见有人心火暴甚，痰涎壅塞，然后风邪中之者，即东垣所谓本气自病。

中，类中之分，是见理不真之论也。

风邪夹杂，两病森悉见，随用清热化痰，养血顺气而愈者，即东垣所谓本气自病。

花溪老人云：中风者气体先虚，若无风邪必无此等症候，又云：无真中风者，气体先虚，然后风邪中之者。

许学士云：暴怒伤阴，暴喜伤阳，忧恐不已，气多厥逆。往往得此疾，便觉迷闷。

昏塞，牙关紧急，此名中气，宜理苏合香丸。中气者气体先虚，必有风邪直中。

宜理苏合香丸。中气者气体先虚，必有风邪直中，若无风邪必无此等症候。

手足不举，语语謇涩，甚者人事不省，斯乃风邪中之也。

犹或可治，脉涩者，吉。脉浮迟者，吉。

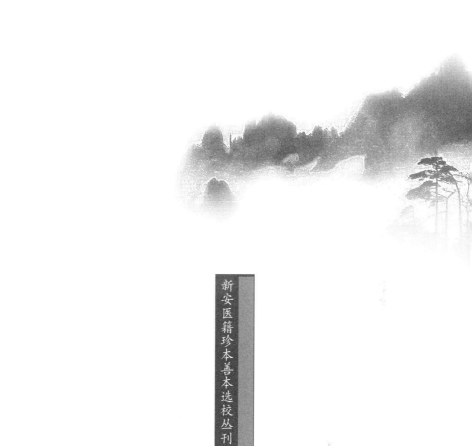

新安医籍珍本善本选校丛刊

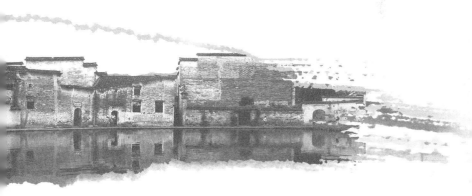

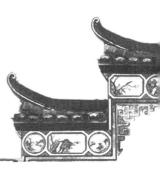

总主编 王健 陆翔

新安医籍珍本善本选校丛刊

明·程 伊 编撰

邓 勇 校注

程氏释方

人民卫生出版社

图书在版编目（CIP）数据

程氏释方 /（明）·程伊编撰；邓勇校注 . —北京：人民卫生出版社，2018

（新安医籍珍本善本选校丛刊）

ISBN 978-7-117-26272-9

Ⅰ. ①程… Ⅱ. ①程… ②邓… Ⅲ. ①方书 - 中国 - 明代 Ⅳ.①R289. 348

中国版本图书馆 CIP 数据核字（2018）第 075590 号

人卫智网	www.ipmph.com	医学教育、学术、考试、健康，购书智慧智能综合服务平台
人卫官网	www.pmph.com	人卫官方资讯发布平台

新安医籍珍本善本选校丛刊
程 氏 释 方

编　　撰：明·程伊
校　　注：邓　勇
出版发行：人民卫生出版社（中继线 010-59780011）
地　　址：北京市朝阳区潘家园南里 19 号
邮　　编：100021
E - mail：pmph @ pmph.com
购书热线：010-59787592　010-59787584　010-65264830
印　　刷：北京铭成印刷有限公司
经　　销：新华书店
开　　本：889×1194　1/32　印张：9.5
字　　数：190 千字
版　　次：2018 年 3 月第 1 版　2018 年 3 月第 1 版第 1 次印刷
标准书号：ISBN 978-7-117-26272-9
定　　价：55.00 元

打击盗版举报电话：010-59787491　E-mail：WQ @ pmph.com
（凡属印装质量问题请与本社市场营销中心联系退换）

《新安医籍珍本
善本选校丛刊》
编委会名单

前言

前言

　　新安医学是有代表性的地域性中医学术流派之一。新安位于古徽州地域，自南宋至清末，新安医家秉承儒学之风，勤于实践探索，勤于著书立说，形成自身特色，为中医药学的传承发展作出了重要贡献。在800多年绵延不断的历史进程中，产生了有志记载的医家800余位，医籍800余种，现存者近400种。本次《新安医籍珍本善本选校丛刊》是从现存新安医籍中选取9种在文献版本、医学学术上均具有较高价值的珍善本医籍，通过研究整理校注后出版。

　　此次《新安医籍珍本善本选校丛刊》书目的选定，注重学术特色与价值，同时把握以下原则：

　　（1）以选择未经现代整理校注出版者为主，对个别已经他人整理校注出版而确需再校注者，可选入此次书目。

　　（2）目前存本较少但又不失为善本者，其中也包括海内孤本，整理校注出此书对现代利用罕少版本医籍有所帮助。

　　（3）在中医的某一方面的学术价值较高，或对入门学习中医有所帮助者，整理校注出版对现代学习与研究有所裨益。

（4）整理校注出版此书对了解著者在某一方面的研究思路有所帮助，或使某位医家著作的现代整理校注本得以成全。

现将选定的9种医籍情况概述如下：

1.《脉症治方》（约成书于1568年，吴正伦编撰） 该书强调治病必须脉、症、治、方四者相承，将《伤寒论》的病证归纳为"有表实、有表虚、有里实、有里虚、有表里俱实、有表里俱虚、有表热里寒、有表寒里热、有表里俱热、有表里俱寒、有阴症、有阳症"12个类型，对后世研究《伤寒论》颇有启示。吴正伦认为温疫乃"杀厉之气，严寒之毒"，系四时不正之气，传染性强，应于春秋间服药预防。此外，该书还记载了重用土茯苓治疗梅毒的案例，是一部理论与实际紧密结合的医著。

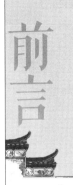

本次校注以上海科学技术出版社1992年版《明清中医珍善孤本精选十种》影印"中华医学会上海分会图书馆珍藏清代康熙癸丑年（1673）刊本"为底本。

2.《程氏释方》（成书年代不详，程伊编撰） 该书共释方800余首。分为中风、伤寒、伤暑、湿证、燥结、火、疟疾、痢疾、泄泻等49门。每方"取方训义，集药为歌"。释文依据历代医籍，附以己见，阐奥释疑，有助于对方剂的理解运用；并将每方药物组成编为五言或七言歌诀，以便记诵。

本次校注以中华书局2016年版《海外中医珍善本古籍丛刊》影印日本国立公文书馆内阁文库藏明嘉靖刊本《程氏释方》为底本。

3.《证因方论集要》（成书于1839年，汪汝麟编撰） 该书博采众方，尤以喻嘉言、王晋三之方为多。列有51种病证，其中内科杂症较多。作者以为伤寒六经表里条例繁多，所以未有收载。全书"证各有因，因各有方，方各有论"，理法方药规范，条理有序，是一部切合实用的方书。

本次校注以中医古籍出版社1986年版《中医珍本丛书》影印"中医研究院图书馆藏清道光二十年庚子（1840）无止境斋刻本"为底本。

4.《方症会要》（初刊于1756年，吴玉楮、吴迈编撰）该书共收46种病症，以内科疾病为主，每病有论有方，其论多结合经旨及临证体验而发，是一部较为实用的方论医书。

本次校注以中医古籍出版社1985年版《中医珍本丛书》影印"中医研究院图书馆藏清乾隆二十一年（1756）吴氏家刊本"为底本。

5.《医学入门万病衡要》（成书年代不详，洪正立编撰）该书以内科时病、杂病证治为主，兼及妇科诸疾，共收集80多个病证，汇为一册。书中辑取刘河间、陶节庵、李东垣、朱丹溪和陈自明之热病、伤寒、杂病、妇科病等前贤有关的论述，以及朱肱、许叔微、杨仁斋、虞花溪及《局方》《世医得效方》等医著，并结合本人临证心得，对辨证用方加以阐发，是一部既有一定的理论高度，又有一定的临证实践认识的方书。

本次校注以中华书局2016年版《海外中医珍善本古籍丛刊》影印日本国立公文书馆内阁文库藏清顺治十二年（1655）序刻本为底本。

6.《本草备要》(初刊本)(刊于1683年，汪昂编撰) 该书为作者的初刊本，全书由博返约，创新编撰体例，按自然属性将所载428种药物分为草部、木部、果部、谷菜部、金石水土部、禽兽部、鱼虫部、人部8部。每种分正文和注文。书中记述了"暑必兼湿"、冰片"体热而用凉"等新说，是一部学术价值较高的普及性本草著作。相较于增订本，初刊本虽在药物数量及个别认识上有所差异，但对了解作者编撰该书的原创学术思维具有重要的意义。

此次校注是以中医古籍出版社2005年版《海外回归中医古籍善本集萃》影印清康熙二十二年（1683）延禧堂藏板、还读斋梓行刻本为底本。

7.《山居本草》(初刊于1696年，程履新编撰) 该书收药1300余种，每药列入正名、别名、鉴别、炮制、性味、功能主治、用法、宜忌、附方等项。卷后列辨药八法，是一部集本草和养生于一体的综合性本草著作，对养生保健与食疗有一定参考价值。

本次校注以中医古籍出版社1995年版《中医古籍孤本大全》影印清康熙三十五年（1696）丙子刻本为底本。

8.《医读》(初刊于1669年，汪机撰、程应旄补辑) 该书分为药性、脉候、病机、方括四部分。为方便记诵，药性、脉候、病机三部分以四言为句，方括部分则以七言为句，缀以韵语。书内计载本草151味，辨内、外、妇、儿、五官各科病症95种，列医方282首。所述皆为有本之论，且化繁为简，由博返约，是一本颇为实用的医学入门读物。

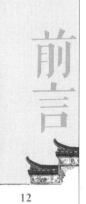

前言

本次校注以中华书局2016年版《海外中医珍善本古籍丛刊》影印日本国立公文书馆内阁文库藏江户时期覆刊本《汪石山先生医读》为底本。

9.《家传课读》（初刊于1878年，戴葆元编撰） 该书将《金匮要略》《温病条辨》《临证指南医案》三书内容和方剂进行专篇论述，是以歌括方式再加工而成的一部便于初学者诵读记忆和应用的书。

本次校注以中国中医科学院图书馆藏光绪四年（1878）思补堂藏板刻本为底本。

本丛书是在2015年安徽省地方特色高水平大学建设项目研究的基础上组织整理的，2016年被人民卫生出版社列入出版计划，并得到全国古籍整理出版规划领导小组办公室2017年度"国家古籍整理出版专项经费资助项目"立项支持。

在选题与校注研究和出版过程中，得到余瀛鳌、王旭东、王振国、陈仁寿等专家的大力推荐与指导，在此表示衷心的感谢。

由于水平有限，校注工作中难免有欠妥之处，望同道与广大读者批评指正。

《新安医籍珍本善本选校丛刊》编委会

2018年1月

内容摘要

《程氏释方》为明代新安医家程伊编撰，4卷，分49门，包括内伤杂病、外科、伤科、妇科、儿科、五官科。门下载方，总计804方。程氏"悉取诸方字为之解，诸药品而为之歌，名义昭然，如指诸掌，使世之用药者，循名以究其义，因末以求其本"，每以歌诀阐释载方主治及组成，使后学者便于学习。

校注
说明

一、作者生平

程伊，字宗衡，号月溪，新安岩镇（今黄山市歙县）人。家世业医，初习举子业，兼涉医书，后专攻医学，方精医术。程氏为学医启蒙之需，撰《释方》4卷。又撰《脉荟》2卷、《释药》（一作《释药集韵》）4卷、《医林史传》4卷、《医林外传》6卷、《史传拾遗》1卷，合为《程氏医书六种》。

二、校注方案

（一）版本选择

本次校勘《程氏释方》，以中华书局2016年版《海外中医珍善本古籍丛刊》影印日本国立公文书馆内阁文库藏明嘉靖三十年（1551）序刊本（简称"嘉靖本"）为底本。该版本为目前本书现存的最早版本，字迹较为清晰，讹误较少。以中国医学科学院图书馆所藏日本文化元年（1804）索须恒德抄本影印本（即"日本文化抄本"）为对校本。

（二）校注原则

1. 遵照《中医药古籍整理工作细则（修订稿）》的要求，

对原书内容不删节、不增补。

2. 遵本丛书统一体例，将底本的"程氏释方序""程氏释方序""程氏释方叙""释方小序""程氏释方后序"等均予以保留，各卷内的"程氏释方卷之某"改作"卷之某"。

3. 本书所收录之方剂，其方药组成主要为他校，原则上均选择最早出处，进行比对。若无与中医学基本理论明显不同者，不出校。

4. 本书作者每方前均有部分论述，其言自成理论者，均不出校。若有与中医学基本理论明显不同者，予以出校说明。

5. 将底本原有的繁体字转化为规范简化字，文字排列为横排，加现代标点。底本中的双行小字，改为单行小字。

6. 由于此次校注本是横排，故原有指示前后意思的"右"字统一改为"上"字。

7. 校勘时主要采用对校法，记录各本异同，能判定是非时则判定是非。

8. 对生僻词语，先用汉语拼音加直音方式注音，后加简要注释。

9. 底本中的通假字、异体字、古字、俗字等，均予以保留原貌，于首次出现处（目录除外）出注。

10. 底本中字形属一般笔画之误，如属日、曰混淆，己、已不分者，径改，不出校。

校注者：邓　勇

2017年12月

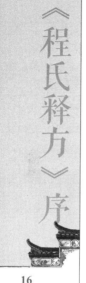

《程氏释方》
序

　　《释方》一编，新安月溪程子所著也。月溪少习举业，博而文，不偶于时，迺[1]涉《农经》[2]《素问》《汤液》之书，以世其家。余近扶疴[3]罔效，请切视之。月溪曰：异哉症也。淫邪乘间，爰肇肝木亢而炎燥，土乃弗谷，其惟理胃，正气斯复。□[4]嗛□[5]哉，昭析源委，区别表里，案脉投剂，余心正尔。闻子著有《释方》，不得闻乎。月溪曰：古昔先民云于医也，微词奥义，秘而靡宣，旁搜曲引，远而莫识，广矣博矣，其来尚矣。是故散名六一，以数起也；九分红白，因色纪也；神保通圣，著效灵也；水玉地血，本药名也；洗心清脾，原脏[6]腑

---

① 迺：同"乃"。下同。
②《农经》：《神农本草经》的简称。
③ 扶疴：犹"扶病"，即支撑病体。
④ □：底本和日本文化抄本均漫漶不清。
⑤ □：底本和日本文化抄本均漫漶不清。
⑥ 脏：原作"臓"，据文义改。下同。

也；都梁北亭，誌①地土也。乃若正气来复，道以阴阳丙丁戊己，应之五行，玉烛、诜诜、见晛、威喜②，散出经传，不可殚记，诚初学云莫究翔释，尚云攸始也。曰：嗟乎，余乃知子用心之勤，渊乎深矣。昔者圣人忧天下之疲残夭札也，制之药饵，垂以方书，流以继心，思于无极也。是故医者意也，方者法也，意之所至而方立焉，方之所布而意寓焉。千载而下，古人与其不可传者俱逝矣，赖以不朽者方焉耳。今视为糟粕而尚友论世③焉，是舍大匠之规矩而欲神契，其独运之巧无惑乎？弊弊④也观此书者因意知，无忘言得意。宰相名医穷通一理，农圃小道又焉可拟哉，兹非月溪释方之旨欤。若夫药名症候或同而异，运气宜时，君臣佐使，歌以隐括，抑恐未尽厥义，是在学者反求自得，不徒游艺矣。《易》曰神而明之，存乎其人，又岂非月溪引而不发，以俟君子欤。月溪起而谢曰：某既欲当此哉。遂书以为序。

嘉靖辛亥春仲上浣吉，赐进士出身通议大夫南京刑部右侍郎前都察院右副都御出节承勅巡抚顺天、大同、四川等处地方兼赞
理整饬边务军务檗谷王大用撰

---

① 誌：同"志"。
② 玉烛、诜诜（shēn shēn 伸伸）、见晛、威喜：四者皆方名，即玉烛散、诜诜丸、见晛丸、威喜丸。
③ 尚友论世：上与古人为友，研究时世。
④ 弊弊：辛苦疲惫的样子。

《程氏释方》
序

　　余尝读本草，见古昔先民但云某药主某病，某事有某功，或云某药合某药治某病为良，后人加之以君臣佐使之别，制炼炮炙之宜，而方名之未立也。盖自俞穴针石之法罕传，而刳肠割臆、刮骨续筋之法废矣，于是乃通汤液酒醪丸粒而用之。若扁鹊之传所载有所谓苦参汤、半夏丸之类，而方已著矣。至汉张仲景一书，极为众方之祖，然其所云桂枝汤、麻黄汤、芍药甘草汤，则直以药味名之，朴而不文，犹有上古三皇之遗意。其曰真武汤者，言治北方之水也，而青龙、白虎其义皆然。标表①既明，治法与在，固无事乎远求，而亦何事乎鲜②释也。晋代以来，其术渐广，良医如张苗、宫泰、李子豫辈，以及张茂先、皇甫士安、葛稚川、陶弘景诸名士，并③研精斯术，各有所撰，惟《范汪方》百余卷，则其最多者

---

① 标表：标明。
② 鲜：同"解"。下同。
③ 并：同"并"。下同。

也。世代日降，道术日非，其浅见薄闻者深求隐僻，务为巧似，以聋瞽人之耳目，而不自知其卑伪可厌，妄诞可耻也。于是方名始凿，而人乃有不能知者矣。每见世之医工，往往以此相难，捕风捉影，如猜字谜，良可嗤笑。新安程宗衡乃悉取诸方字为之觧，集诸药品而为之歌，名义昭然，如指诸掌，使世之用药者，循名以究其义，因末以求其本，其于药术，岂无所裨益也哉？夫宗衡之为此释，深探力索，旁引曲征，可谓精确，然其本意不过为初学发蒙、世人觧惑耳。至于大道玄通，博物洽闻者，则固无持于是也。宗衡名伊，字宗衡，新安岩镇人，家世习医，而聪警过人，能涉猎书史，通大义。初学举子业，少孤，弗能就，乃去学医云。

嘉靖二十七年戊申秋七月，赐进士出身太中大夫广西等处承宣布政史司左参政吴郡蒋山卿纂

脏虽皆有风，而独肝经最为易入。盖肝主筋属木，受之则筋缓不荣，所以有歪斜不遂、瘫痪痰消、舌强等症。治法，初得，即开痰理气，气顺则痰消，徐理其风。及其久也，又不活血，徒用防风、天麻、羌活等，无济也。中风有真、类之分。中脏、中经之不同，现六经形症，四肢拘急不仁，或中身之前，或中身之后，或中身之侧。中脏者多滞，浮而恶风寒，皆中腑也。治法：加减续命汤及其表，调以通圣凉之剂。中脏者多滞，九窍，故唇缓失音，鼻塞耳聋，目瞀，调其府。唇缓秘结者，皆内以十全大补，四物之剂，此理兼见矣，通其内，药必兼用，先表后里，然外无六经形症，内无便溺阻隔，口禁不能言，此邪不从平中治。或二溺汤加清热养血药，筋急拘挛，又当从平中治。补血养经，或二溺汤加清热养血药。中腑易治，此邪易治，只宜养血通气，恐损荣气中经有汗，大小便秘结者，皆内以...

河间主火，丹溪主痰，东垣主气，叶气主风，治宜不可过下。恐损荣气，中经有汗不宜多，恐损卫气。治宜不可过下。

痰涎壅盛，在上涌膈散，在表，防风通圣散，法二陈导痰等汤。大抵真中者少，类中者多。治宜二陈导痰等汤，以养血为君，以补损为臣使，养血顺气，先驱外邪，而后补中气，以散风为君，以补损为臣使。其火暴甚，痰涎壅塞，先于内伤者，先驱外邪，而后驱外者，口眼歪斜，舌强不语，俱当用吐法。稀涎散加藜芦五分，入醋少许，以鹅毛探吐，一吐，有噎，重于内伤者，先用瓜蒂末一钱，重者，口眼歪斜，舌强不语，俱当用吐法。凡中症，虽有痰涎，尤能进汤，热退自利，诸中，或已苏，不愈，再以...

一用风药，祸有十，红花、桃仁，竹沥，养血顺气，姜汁、竹沥，急救卒倒，初中卒倒，不省人事，急掐人中。初中卒倒，不省人事，急掐人中，急以半夏末或皂角、细辛为末，吹入鼻中，有嚏者生，无嚏者死。痰涎壅塞，口眼歪斜，枳实、半夏末。成鬼角，四君子汤加竹沥、姜汁。中右，属痰与气虚，用三陈二陈汤加桃仁、红花、竹沥。者，八物汤加南星、半夏、枳实，急以半夏末，姜汁。中右，属痰与气虚，用三陈...

脉浮迟者吉，急疾者凶，寸脉有，尺脉无，当吐不吐者，死。凡脉口开心绝，手撒脾绝，眼合肝绝，口禁不语者，吉，急疾者凶，寸脉有，尺脉无，当吐不吐者，死，尺脉无，当吐不吐者，死。水者，先进苏合九通窍，随进顺气散，不愈。轻用瓜蒂末一钱，痰涎壅塞，口眼歪斜，舌强不语，遗尿声绝，吐沫直视，喉如鼾睡肺绝，此皆不治之症。然止见一症者，眼合肝绝，眼赤如妆、汗缀如珠，发直头摇上窜，面赤如妆，汗缀如珠，此皆不治之症。然止见一症者，犹或可治，当下不下者，死。

许学士云，肉脱，烦躁不已，气多厥逆，往往得此疾，便觉痰潮昏聩，牙关紧急，此名中气，若中风顺气散，续用乌药顺气散，或八味顺气散。脉伏身冷，此名中气，若中风身温为异耳，不可作中风治，续用乌药顺气散，或八味顺气散。

花溪老人云，中风体气虚，必有风邪直中。然后见有暴仆暴喑，口眼歪斜，若无风邪必无此等症候。又云，无直手足不举，非由人事不省等症，然后见有暴仆暴喑，口眼歪斜，若无风邪直中。然后见有暴仆暴喑，口眼歪斜，然后风邪中之者，痰涎壅塞，无毫发。中，乘其之分。所谓邪之所凑，其气必虚是也。按，中风者，气体先虚，痰涎壅塞，无毫发。

但常见有人心火暴甚，痰涎壅塞，无毫发理也。

《程氏释方》
叙

　　余友人程子宗衡少习举子业，试有司辄弗偶，家无储蓄，郁郁不得志。迺慨然谓余曰：夫穷达之不可为也久矣，然士岂必金紫而达？今进无推援，退乏顷亩，拘拘焉浚钻[1]于笔砚，谓足以发身，不几于守株者乎？吾尝读轩岐书，得其肯綮，其术易售，又闻三江五湖都会之际，可以纵游，请与子辞矣。余悲其意，不复挽。后十年，余始得举，北上春官，遇之于銮江[2]市上，则置第宅饰舆从淮扬之间，以金帛投其门者踵相接，非复故寒生矣。余怪之，曰：子于医若是深乎，将通塞固有时乎？相与劳问久之，因出《释方》一编示余，曰：夫医于人至切，其道甚微，非究心玄奥者不可以观其妙也。余悲世之业是者，徒阅方以应疾，泥而不通，往往未知古人制方之意，而妄投剂以误人者，何可言也。虽然方

---

① 浚钻：深入钻研。
② 銮江：今江苏仪征。

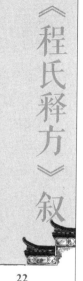

亦非可废者，得其意而不泥其法，其庶几耳。余是其言，受其书，阅竟别去。比落弟还，复过之，则其书已就梓矣。谓余曰：昔韩康伯在成都市逃名不得，吾尝高之。而今也饰小言以号于众，将有敝帚千金之诮乎，然吾为是书，亦以告夫颛蒙①者尔，子幸序之，冀赖子文以传。余曰：昔杨子云苦思作《太玄》，非不深也，顾时人莫好，惧后世以覆酱瓿②，彼不切于用故也。今子之书固业医者之阶迳③，苟求识途者将假于子，何忧其不传耶。余方困章句学，未遑知医，聊识其梗槩④云尔。宗衡与余同里闬⑤，有美质，能好古道。既弃举子业医，于《素》《难》以下诸家无不研究，又以其余暇从缙绅先生习唐人诗词，雅知向往，可谓笃志者矣。

　　　　　　　　　时⑥嘉靖丁未孟冬望日新安方弘静序

① 颛（zhuān 专）蒙：愚昧。
② 以覆酱瓿（bù 布）：盖酱坛，典出《汉书·扬雄传下》，比喻著作不受重视。
③ 迳：同"径"。
④ 槩：同"概"。
⑤ 里闬（hàn 汗）：乡里。
⑥ 时：同"时"。下同。

《释方》小序

　　释方者何，释医之方名也。方何以释？曰可以言传者药之名也，可以意得者方之义也，得名失义，方不得而用矣。方之用也，妙名义而通之者也，弗通则泥，泥则偏，非惟病已，适以误人，是故方之释也，不容已也。夫《农经》昭示，禁法远垂，七方①十剂②之制，《金匮》《千金》之书，杂而引之，方亦众矣，博观遐览，岂难知哉。然或作聪明以加减，矜智巧而改撰，方与病违，名因意舛，作者之意不亦邈乎。余少涉医流，略知大旨，深惧肄业之士童而习之，莫得其肯綮也，廼取方训义，集药为歌，方名八百，歌称是焉。上稽圣经，下逮张李，旁证诸子，附以管窥，虽童稚之阶梯，亦先哲之明鉴也。若乃分部察候，辨声视色，审盈虚以制变，达消息而攻疗，则心手之妙，固用意者之自得，非传方之家所得悉而泥之者矣。

峕嘉靖丁未四月朔新安岩镇月溪程伊识

---

① 七方：大方、小方、缓方、急方、奇方、偶方、复方。
② 十剂：宣剂、通剂、补剂、泻剂、轻剂、重剂、滑剂、涩剂、燥剂、湿剂。

《程氏释方》后序

　　夫不难于知医而难于识病，不难于识病而难于用方。方不对病则疾弗瘳，不解方名，何由对病？此《释方》之书之所由作也。余友月溪子，生而颖悟，历览群书，晦迹医林，乃遂沉潜经问，出入诸家，于奥旨微言，靡不深探赜①隐以极其趣。尝有言曰：医不博古则何以宜于今，不立言则何以淑②诸后？因于暇日博取群方，训其精者以遗其麄③，释其奥者以舍其浅近。药名修制，为謌④以系之，门分类聚，名之曰《释方》。用意惟精，统会立名之旨；溯原不凿，大通今古之情；幽玄并著，而详略相因；治理兼明，而义文条畅。前乎此者，非此书则立方之意不明；后乎此者，非此书则求方之义

---

① 赜（zé责）：深奥，玄妙。
② 淑：犹"私淑"，未能亲自受业但敬仰其学术并尊之为师。
③ 麄：同"粗"。
④ 謌：同"歌"。

不达；然则发前人之蕴奥以开来学，其有功于生生也亦大矣。不闻诸钥乎，视其关以达其中，宜其匙而用之百发百中，否则且将废锁矣，安求其能启之哉。余曰医道亦由是也，于是乎序。

岜嘉靖戊申夏四月既望新安方锡序

目录

目录

卷之一

中风门 / 4

4 八风散
　三生饮
　大醒风汤
5 青州白丸子
　四白丹
　天仙膏
6 定风饼子
　星香汤
　星附汤
　夺命散
7 搜风九宝饮
　救急稀涎散
　乌药顺气散

8 人参顺气散
　排风汤
　五痹汤
　回阳汤
9 鲜毒雄黄丸
　二香三建汤
　三五七散
10 虎骨散
　七圣散
　生朱丹
　左经丸
11 全生虎骨散
　资寿解语汤
　三圣散
　蠲痹汤
12 虎胫骨酒

12 省风汤
　　皂角六一丸
　　趁痛丸

13 消风散
　　侧子散
　　川芎茶调散
　　清神散

14 大辰砂丸
　　千金保命丹
　　上清散
　　防风通圣散

15 大川芎丸
　　匀气散
　　玉真散
　　疎风汤

16 三化汤
　　祛风至宝丹
　　换骨丹
　　续命汤

17 御风丹
　　搜风顺气丸
　　正舌散
　　铅红散

18 清气散
　　如圣散

18 醉仙散
　　补气汤
　　胃风汤

19 神仙飞步丹
　　一字散
　　通关散
　　神栢散

20 大圣一粒金丹
　　酒浸九转丹
　　大芎黄汤
　　保命龙虎丸

21 三痹汤
　　金虎丸
　　江鳔丸

22 青龙妙应丸
　　去风丹
　　四神丸
　　涤痰汤

23 清凉丹
　　神照散
　　乳香宽筋丸
　　轻脚丸

24 至圣一醉膏
　　一品丸
　　守宫膏

目录

目录

28

25 金凤丹
　　红龙散
　　撮风酒
　　太白散
26 五参散
　　泻青丸
　　八风九州汤

伤寒门 / 27

27 桂枝汤
　　麻黄汤
　　越婢汤
28 四逆汤
　　葛根汤
　　青龙汤
　　白虎汤
　　真武汤
29 五苓散
　　大柴胡汤
　　小柴胡汤
30 建中汤
　　大、小承气汤
　　桃仁承气汤
31 调胃承气汤
　　三乙承气汤
　　六乙顺气汤

31 抵当汤
32 大、小陷胷汤
　　三黄泻心汤
　　十枣汤
33 炙甘草汤
　　桃花散
　　白通汤
　　白散
　　藿香正气散
34 脾约丸
　　黑奴
　　理中汤
35 黑膏
　　紫雪
　　五积散
36 阴旦汤、阳旦汤
　　竹叶石膏汤
　　败毒散
　　双解散
37 四顺汤
　　黄连解毒汤
　　霹雳散
　　正阳散
　　温胆汤
38 十神汤

38 | 消风百解散
太阳丹
清肺饮

39 | 二香汤
雄黄锐散
地血散

40 | 大青四物汤
冲和散
凉膈散
脱甲散
惺惺散

41 | 对金饮子
调中汤

伤暑门 / 42

42 | 清暑益气汤
桂苓甘露散
二气丹

43 | 来复丹
大顺散
冷香汤
六一散

44 | 生脉散
春泽汤
濯热饮

45 | 缩脾饮

45 | 鲜暑三白饮
大黄龙丸
六和汤

46 | 清暑助行丸
淡渗二苓汤

湿证门 / 47

47 | 渗湿汤
肾著汤
羌活胜湿汤
麒麟竭散

48 | 枳术导滞丸

燥结门 / 49

49 | 清燥汤
导滞通幽汤

50 | 当归润燥汤
三和散
滋肠五仁丸
提盆散

51 | 牛黄散

卷之二

火门 / 56

56 | 龙脑鸡苏丸
左金丸

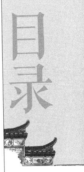

56 ｜ 金花丸

57 ｜ 神芎丸

碧雪

坎离丸

洗心散

疟疾门 / 58

58 ｜ 四兽饮

七宝饮

驱邪散

四将军饮

59 ｜ 红丸子

七枣汤

老疟饮

60 ｜ 分利顺元散

五行神验丸

不二散

龙华散

61 ｜ 胜金丸

交加饮子

清脾汤

观音丸

62 ｜ 碧霞丹

露星饮

神效手把丸

斩鬼散

63 ｜ 鬼哭散

露姜饮

五劳丸

沃雪汤

64 ｜ 辟邪丹

瞻仰丸

万安散

痢疾门 / 65

65 ｜ 痢圣散子

胃风汤

真人养脏汤

戊己丸

66 ｜ 仓廪汤

大断下丸

驻车丸

圣枣子

67 ｜ 苏感丸

借气散

缠金丹

百中散

百岁丸

68 ｜ 育肠汤

玉粉散

三奇散、五奇汤

缚虎丸

69 | 玄青丸
　　六妙汤
　　导气汤
　　变通丸

70 | 鲜毒金花散
　　宿露汤
　　六神散
　　软红丸

71 | 敛肠丸
　　玉胞肚
　　枳实三百丸
　　荳蔻固肠丸
　　黑龙丹

72 | 通玄二八丹
　　顶礼散
　　巴石丸
　　断痢散

泄泻门 / 73

73 | 火轮丸
　　升阳除湿汤
　　胃苓汤
　　百粒丸

74 | 九宝饮子
　　益胃汤
　　荳附丸

74 | 实肠散

75 | 大已寒丸
　　厚肠丸
　　金锁正元丹
　　四柱散

76 | 烧胃丸
　　梅枣汤
　　羊肉扶赢丸
　　坚中丸
　　清六丸

77 | 温六丸
　　蒜煮壮脾丸

霍乱门 / 78

78 | 四生散
　　止渴汤
　　既济汤
　　正胃汤

79 | 七气汤
　　机要浆水散

呕吐门 / 80

80 | 四君子汤
　　玉浮丸
　　助胃膏
　　千转丹

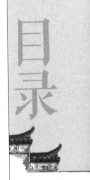

翻胃门 / 81

81 十膈气散

　　五膈宽中散

　　状元丸

82 太仓丸

　　百杯丸

　　人参利膈丸

　　掌中金

83 五噎散

　　干噎妙功丸

　　桃花散

　　正胃散

84 瑞香散

　　秦川剪红丸

　　嘉禾散

　　无比丸

85 生胃丹

脾胃门 / 86

86 平胃散

　　补脾汤

　　夺命抽刀散

87 消谷丸

　　姜合丸

　　小七香丸

　　大健脾丸

88 扶老强中丸

　　温胃汤

　　蠲饮枳实丸

　　调中益气汤

89 枳术丸

　　宽中喜食无厌丸

　　沉香磨脾散

90 六君子汤

　　凝神散

　　异功散

　　交泰丸

91 升阳顺气汤

　　藿香安胃散

　　进食散

　　八珍汤

92 胃爱散

　　谷神丸

咳嗽门 / 93

93 华盖散

　　备急五嗽丸

　　三拗汤

94 五拗汤

　　百花膏

　　蜡煎散

　　平气散

32

目录

95 苏沉九宝汤

玉液丸

钟乳补肺汤

温肺汤

人参养肺丸

96 人参清肺汤

温中化痰丸

人参润肺丸

97 大降气汤

温金散

宁肺汤

利膈丸

补肺汤

98 泻白散

安眠散

通声煎

清化丸

99 二陈汤

驱痰饮子

痰气门 / 100

100 四七汤

顺元散

倍术丸

破饮丸

101 强中丸

101 分涎方

吴仙丹

暖胃丸

海藏五饮汤

102 三仙丸

沉香和中丸

葛花解醒汤

牛黄通膈丸

103 尅癖丸

豁痰汤

礞石滚痰丸

化痰铁刷丸

紫金散

104 黑金散

青金丹

凤髓汤

小胃丹

喘急门 / 105

105 千缗汤

玉芝丸

一捻金

106 二贤汤

快活丸

焚香透膈散

天仙二母膏

目录

34

107　四磨汤

　　白云换肺丸

　　八仙丸

　　化痰玉壶丸

108　透罗丹

　　五套丸

　　皱肺丸

　　水玉汤

卷之三

诸气门 / 112

112　神仙九气汤

　　和气散

　　养正丹

　　七气汤

113　神保丸

　　分心气饮

　　盐煎散

　　鸡舌香散

114　异香散

　　酴醾丸

　　三香正气散

　　化气汤

115　越鞠丸

115　三白散

　　蟠葱散

　　手拈散

116　五香蠲痛丸

　　玄附汤

　　复元通气散

　　匀气散

　　流气饮子

117　集香散

　　失笑散

　　神砂一粒丹

118　升降气六一汤

　　抑气汤

　　撞气阿魏丸

　　推气丸

　　皇甫真人一块气

119　启中丸

　　七情饮

　　引气丸

　　万和散

120　赚气散

　　三和丸

　　紫沉通气汤

诸虚门 / 121

121　大造丸

121	补天丸	128	玉关丸
	交感丹		秘精丸
122	天王补心丹		二母汤
	三建汤		敛阳丹
	十全大补汤		双补丸
	无比山药丸	129	温肾散
123	安肾丸		丙丁丸
	双和汤		四精丸
	威喜丸		瑞莲丸
	鹿茸四斛丸	130	人参固本丸
124	人参养荣汤		鸡清丸
	水中金丹		补中益气汤
	九子丸		双芝丸
	固阳丹		十精丸
125	玉锁丹	131	地仙散
	还少丸		水芝丸
	茸珠丸		心肾丸
126	斑龙二至丸	132	天真丸
	八仙丸		灵芝丸
	三仁五子丸		抱婆丸
	未病莲心散		既济丸
127	土丹	133	老奴丸
	中丹		延生护宝丹
	小丹		真人换白丸
	黑丸	134	驻春丹

134 | 应验打老儿丸
　　　三仙丸
　　　犊髓全阳膏

135 | 三才丸
　　　大金液丹
　　　太乙丹
　　　虎潜丸

136 | 仙传草还丹
　　　六和丸
　　　天一丸

痨瘵门 / 137

137 | 太上混元丹
　　　神授散
　　　将军丸
　　　清骨散

138 | 十灰散
　　　太平丸
　　　白凤骨
　　　愚鲁汤
　　　绿云丸

139 | 玉龙膏
　　　小品汤
　　　离珠丹
　　　冷汤饮

140 | 瑗玉膏

140 | 五蒸汤
　　　子灵散
　　　含明散

141 | 鼋停散
　　　虚成散
　　　育婴散
　　　再生丹

142 | 神效太乙丹

头痛门 / 143

143 | 九龙丸
　　　天香散
　　　清空膏

144 | 飞虎散
　　　都梁丸
　　　清震汤

眩晕门 / 145

145 | 三五七散
　　　渫白丸
　　　玉液汤

146 | 仙术芎散
　　　六合汤

心痛门 / 147

147 | 九痛丸
　　　妙香散
　　　降心丹

147 | 平补镇心丹

148 | 宁志膏

十四友丸

是齐双补丸

引神归舍丹

149 | 归脾汤

三皮汤

二姜丸

五辛汤

胁腰门 / 150

150 | 抑青丸

当归拈痛汤

百倍丸

气针丸

151 | 复春丸

舒经汤

地龙散

补骨脂丸

152 | 青娥丸

煨肾散

脚气门 / 153

153 | 五兽三匮丹

四觔丸

活络丹

乌药平气汤

154 | 潜行散

二妙散

胜骏丸

四蒸木瓜丸

155 | 思仙续断丸

通真丸

加减地仙丹

黑虎丹

羌活导滞汤

156 | 半夏左经汤

黄疸门 / 157

157 | 谷疸丸

一清饮

小半夏汤

紫金丸

热淋门 / 158

158 | 五淋散

八正散

导赤散

火府丹

159 | 清心莲子饮

瞑眩膏

消渴门 / 160

160 | 加减肾气丸

黄芪六一汤

160　六神汤
　　　五苣汤
161　玉泉丸
　　　澄源丹
　　　珍珠粉丸
162　三和甘露饮
　　　上消丸
　　　梅花聚香汤

白浊门 / 163

163　益志汤
　　　安中散
　　　茯兔丸
　　　草薢分清饮
164　五子丸
　　　莲子六一汤
　　　子午丸
　　　三白丸
165　水陆二仙丹
　　　香苓散

水肿门 / 166

166　十水丸
　　　无碍丸
　　　煨肾散
　　　鸭头丸
167　香苏散

167　牛榔丸
　　　分气补心汤
　　　香枣丸
168　舟车丸
　　　半边散
　　　榻胀丸
　　　疎凿饮子
169　濬川散
　　　五皮散
　　　水盆散
　　　实脾散

胀满门 / 170

170　中满分消汤
　　　沉香交泰丸
　　　广茂溃坚汤
171　鸡矢醴
　　　四炒丸
　　　平肝饮子
　　　撞关饮子
172　尊重丸

积聚门 / 173

173　五积丸
　　　温白丸
　　　胜红丸
　　　化铁丹

38

174 | 退黄丸
　　　软金丸
　　　感应丸
　　　丁香烂饭丸
175 | 备急丹
　　　醉乡宝屑
　　　五百丸
　　　保和丸
　　　见睍丸
176 | 晞露丸
　　　北亭丸

卷之四

自汗门 / 180
180 | 当归六黄汤
　　　麦煎散
　　　四白散
　　　玉屏风散
健忘门 / 181
181 | 寿星丸
　　　朱雀丸
　　　二丹丸
　　　朱砂安神丸
182 | 莲朱丸

182 | 读书丸
癫痫门 / 183
183 | 五痫丸
　　　六珍丹
　　　控涎丹
184 | 别离散
　　　遂心丹
疝气门 / 185
185 | 茱萸内消丸
　　　天台乌药散
　　　竹皮汤
　　　控引睾丸
186 | 仓卒散
　　　寸金丸
　　　宣胞丸
　　　禹功散
诸血门 / 187
187 | 升阳去热和血汤
　　　肠风黑散
　　　聚金丹
　　　剪红丸
188 | 四生丸
　　　结阴丹
　　　茜梅丸
　　　锦节膏

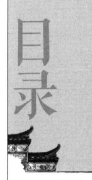

189　双荷散　　　　　　195　龙脑破毒散

　　　云雪散　　　　　　196　碧雪

　　　双金散　　　　　　　　　青龙胆

　　　恩袍散　　　　　眼目门 / 197

　　　医师固荣散　　　197　明目流气饮

190　逐瘀汤　　　　　　　　　洗肝散

痔漏门 / 191　　　　　　　　洗心散

191　五痔散　　　　　　　　　拨云散

　　　生肌散　　　　　　　　　蝉花无比散

　　　玉红散　　　　　198　白龙散

　　　代针膏　　　　　　　　　卷帘散

192　龙石散　　　　　　　　　加减驻景丸

脱肛门 / 193　　　　　　　　养肝丸

193　钩肠丸　　　　　　199　助阳和血补气汤

　　　文蛤散　　　　　　　　　散热饮子

　　　紫蔹膏　　　　　　　　　五黄膏

遗溺门 / 194　　　　　　　　紫金膏

194　秘元丹　　　　　　200　槿杨膏

　　　鸡内金　　　　　　　　　电挈膏

　　　缩泉丸　　　　　　　　　春雪膏

　　　补脬饮　　　　　　　　　五退还光丸

咽喉门 / 195　　　　　201　日精月华光明膏

195　玉钥匙　　　　　　　　　罗汉应梦丸

　　　绛雪　　　　　　　　　　抽风散

　　　玉屑无忧散　　　　　　　鸡距丸

202 夜光丸
点眼金花水
菩萨散
万寿地芝丸

203 剪霞膏
观音散
圆明膏
拜堂散

耳聋门 / 204

204 补肾丸
红绵散
蜡弹丸
聪耳益气汤

205 竹蛀散
黄马散

鼻塞门 / 206

206 御寒汤
赤龙散
二丁散
瓜丁散

口舌门 / 207

207 柳花散
兼金散
绿云散
泻黄散

208 赴筵散
走马散
蟾酥绵
水火散

牙齿门 / 209

209 清胃散
逡巡散
开笑散
陈希夷刷牙散

210 玉池散

疮毒门 / 211

211 排脓托里散
五香连翘汤
玉枢丹
一醉膏

212 烟霞乳香定痛散
飞龙夺命丹
水沉膏
四圣散
玉粉散

213 玄武膏
二金散
四虎散
一上散

214 如冰散

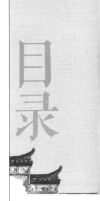

目录

42

214 护心散
　　龙虎交加散
　　荣卫返魂汤

折伤门 / 215

215 鸡鸣散
　　走马散
　　紫金散

济阴门 / 216

216 四物汤
　　逍遥散
　　内金鹿茸丸
　　壬子丸

217 镇宫丸
　　十灭丸
　　续嗣降生丸
　　独圣散
　　玉烛散

218 大劲拱辰丸
　　济阴丹
　　秋霜丸
　　二荳散

219 仓公散
　　清六丸
　　玉露散

219 金液丸

220 无忧散
　　霹雳夺命丹
　　火龙散
　　大劲琥珀散
　　暖宫丸

221 涌泉散
　　抵圣汤
　　卷荷散
　　赤龙皮
　　乌啄丸

222 三分散
　　三之一汤
　　七星丸
　　黄龙汤

223 灵根汤
　　明月丹
　　交加散

224 鹤顶丸
　　诜诜丸
　　独行散
　　来甦散
　　息风散

225 佛手散

225 | 达生散

活幼门 / 226

226 | 抱龙丸

撮风散

紫霜丸

平和饮子

227 | 调鲜散

金星丸

红绵散

定命丹

肥儿丸

228 | 一粒金丹

凉惊丸

五生丸

烧针丸

229 | 绿袍散

五福化毒丹

益黄散

无价散

230 | 画眉膏

230 | 褐丸子

蒸鸡丸

泼火散

231 | 五疳保童丸

胜雪丸

子丑丸

太乙丹

金枣丹

232 | 水甲散

六气方（附）/ 233

233 | 敷和汤

升明汤

备化汤

234 | 审平汤

静顺汤

正阳汤

校后记 / 235

方名索引 / 241

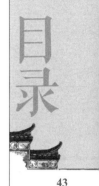

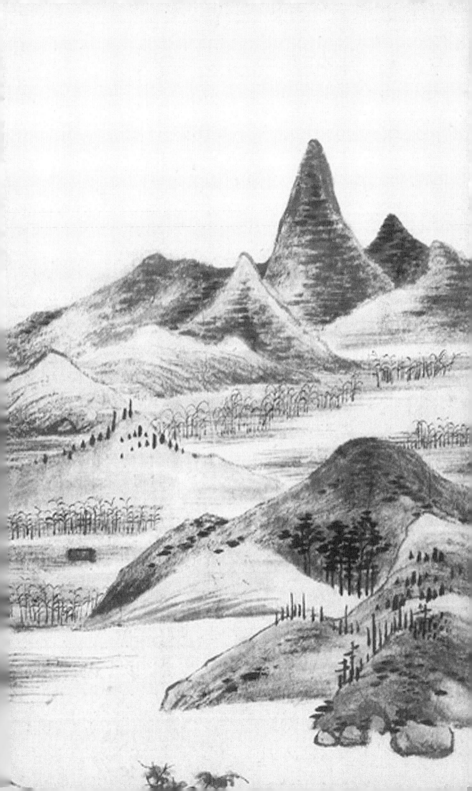

丹溪曰、此人病一般、此五脏伤肾之人、益虚里肾也、但伤寒相似、发热恶寒、序劳营之人、此大法未里传染相似、毒自内出、见瘟疫浅深、舌苔黄白或黑、除瘟疫苔黄白或黑、渐纹、俱里极盛里、若常见之轻重、分别表里雄轻、眼睑肿回、必有无病也、若小便自利而身发热者、宜导赤、若小便自利、则是瘀血者、宜导赤、利而不利而身发热者、精液清粉小胶、平有硬结后、又有硬结后、心次、药味一起即用、五七粉乃为药也、用柴胡去参半、初得病一二日、见大阳症便泻者、宜桃仁承气汤、阳症便泻者、宜小柴胡去枳实、汗者、必发热血也、用桃仁承气汤、紫苏去枳壳、五苓散、若小便自利者、则是瘀血也、用桃仁承气汤、五苓散、若常见紫苏去枳壳合四苓散成膏丸、五苓散、若常见黄则是瘀血也、宜导赤、碧用紫苏去枳壳、即传

六人温敷毒疫、初得病一二日、有头疼、发狂燥语、大便滑而渴、宜五钱九、此法渴者必发血也、自汗太甚而渴者、天水散之类、瘟症大承气汤之、瘀血有气虚血、瘟症久大渴者、宜白虎汤、白虎汤、见盛病、渴甚者、宜人参白虎汤、此法者、宜白虎汤、宜白虎汤、加味石膏汤、三黄石膏汤加减之、阳明症便泻者、宜芩连去参半、初看末大甚、柴胡去参、宜人参汤、治热火不宜凉剂、过其病所谓阳明为邪、随经治之、阳明为邪、随经治之、

其精久大渴者、宜五钱九、此法治之、看病在何经、用药味用地黄粉、是热初入阳明、宜葛根、天水散之类、药一起即用除气汤、当视其肿在何部分、随经治之、药味用地黄粉、作心次、大热屏角地黄汤、五七日宜下、

丹溪曰、宜温补、宜降火解毒、太甚症燥汗解毒、丹溪曰、宜温补、宜降火解毒、故知此三法者、再随病起治也、蒌根、天水散之类、此法治之、看病在何经、用药味用地黄粉、出于平前前后、当徐徐理之、

其精斑者、宜陷实、看病在何经、随经治之、药味用地黄粉、是热初入阳明、宜葛根、天水散之类、

万病、起知此三法者、再随病起治也、丹溪的、此属凤、防风通圣散加减之、或用小柴胡加减之、泻火蒌根、防风加减之、或用小柴胡加防风、羌活、荆芥、此属风、防风通圣散加减之、用火蒌胡加减、

桔梗、悉由中出、或用柴胡加减、外疹者、外以防风通圣散、小红桥行、外疹者、外以防风、清古云、发发赤红、脚于分前、属少阳三焦相火也、谓之斑、或不出者、又随出者、属少阳胆经火也、谓之斑、谓之斑出者、身冷清通、谓不可下、小儿斑疹并出、身冷脉弱、不可下、谓之斑也、此症有四种、

大抵此症有四种、阳症发斑有四种、斑米首尾俱有、有热病、有热病、阳症发斑有四种、有伤寒、身冷脉弱、阴症发斑、包虽微红而出则怖少、若仔、一身手足斑、有温病、此从出、又内伤发斑、又内伤发斑、若内伤血气、则胃热斑而出、则怖少、若仔、中湿胃稍裹疏散、若仔、鼎痕治之、生斑反去、点太两色赤、此从出血则怖少、若仔、斑如锦纹、此胃气、阴疹发斑、包虽微红赤而出、则怖少、若仔、但现锦红、此胃气、阴阳二症须分明、又内伤发斑、若内伤血、出则怖少、若仔、荣有养内之气而主斑者、此症、九必一生、苟胃热过亡则脱气重蒸、卫入少阳则助心火而成斑、

软矣、予曰、胃气也、五脏六腑之气皆发、故胃热失下则脱气重蒸、卫入少阳则助心火亦息、斑疹二症随泯矣、何背驰之有、或又云、入阳则助火亦息、斑疹而成斑、经之火亦息、斑疹二症随泯矣、斑疹首尾忌下、今欲下二

卷之一

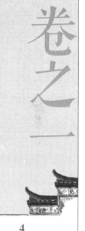

中风门

八风散

八风，八方之风也，东曰婴儿，东南曰弱，南曰大弱，西南曰谋，西曰刚，西北曰折，北曰大刚，东北曰凶。散者，散也，言八风伤人为病，用药以散之也。一云八药以散风病。

八风散疗八方风，羌[1]活参芪甘草同。

白芷前胡偕藿叶，防风八味共成功。

三生饮

生者，药不制而生用也。饮，歠[2]也。南星、附子、川乌三药生用，取其雄健之气可以达诸经络也。

欲识三生饮子乎，南星附子共川乌。

引用木香通络气，投姜十片病旋苏。

大醒风汤

醒，醉除也。汤，荡也。中风昏迷，不省人事，药到病除，如醉复醒也，言大则有小者矣。

---

① 羌：同"羌"。下同。

② 歠（chuò绰）：羹汤。

南星独活同全蝎，附子防风甘草逢。

每服四钱姜十片，管交一饮大醒风。

青州白丸子

州①有范公亭，其下有井，取水和药有殊劾②，因色白，故名。丸，缓也。

曰丸井出青州路，半夏川乌加白附。

南星四味共为丸，浸晒露研依制度。

四白丹

方有白术、白茯苓、白附子、白芷，故得名。丹，丸之大者也。

芷术附苓四白良，独辛知母薄牛黄。

缩参竹叶防甘草，芎脑檀羌藿麝香。

天仙膏

天，天南星。仙者，言功劾之神也。膏，药之润者也。

天仙膏内有天南，白芨乌头殭③白蚕。

口眼㖞斜惟此妙，膏调鳝血一敷安。

① 州：青州。

② 劾：同"效"。下同。

③ 殭：同"僵"。下同。

定风饼子

定，安也，息也，言药能安息其病，使风不更作也。饼子，以形言。

> 定风饼子乌头苓，芎草干姜麻半星。
>
> 丸和姜汁如龙眼，衣用朱砂作饼形。

星香汤

星，南星。香，木香也。然虽因药而名，则有轻重之别，通喉利膈，偶方之制也。经云：近者偶①之。此之谓也。

> 奇方建立星香汤，药用南星与木香。
>
> 每服四钱姜十片，风痰散化即身康。

星附汤

以南星、附子为君，故名。引用木香，奇方之制以达下也。

> 星附汤南星附子，南木香减半为使。
>
> 风痰盛六脉虽沉，喉鼾睡须臾即止。

夺命散

言药之功可以夺回命也。

---

① 偶：日本文化抄本作"间"。

半夏及甜葶苈定，白芷南星巴豆併①。

自然姜汁调半钱，吐利痰涎夺回命。

搜风九宝饮

搜，蒐②索也。灵彙③九品称之为宝，大能蒐索一身之风邪也。

搜风九宝用天雄，木麝沉香与地龙。

全蝎防星薄荷叶，开关通窍有奇功。

救急稀涎散

稀，化而少之也。涎，风痰也。涎液黏稠，壅塞气道，
为证最急，言用药以救之也。

救急稀涎用晋矾，猪牙皂角力同堪。

匀研细末温汤下，吐尽诸风不语痰。

乌药顺气散

人以气为主，逆则病，顺则安。气逆甚者，非乌药之辛，
弗能及也。

乌药陈皮殭白虫，麻黄桔芷共川芎。

干姜枳壳和甘草，顺气为先后治风。

---

① 併：同"并"。下同。

② 蒐：同"搜"。下同。

③ 彙："彚"的旧字形。彚，类也。

人参顺气散

气虚则不能运动。参，性甘温，能益气。元气充足，自然顺运而不息也。

人参芷朴桔芎陈，甘草麻黄共葛根。

白术干姜入姜枣，薄荷五叶用煎吞。

排风汤

排，推也，言用药以推去其风也。

排风芍药与麻黄，苓术芎劳独活防。

白藓杏仁甘草并，当归肉桂共生姜。

五痹①汤

筋为肝痹，骨为肾痹，血为心痹，肉为脾痹，皮为肺痹，言药能通治之也。一云五药以治痹也。

五痹汤中何药好，姜黄羌活同甘草。

生姜白术防己煎，瘫痪服之如电扫。

回阳汤

回，返之也。阳气将绝，以附子之辛热，以回阳返本也。

---

① 痹：同"痹"。下同。

回阳汤内有乌头，附子干姜益智侔^①。

姜枣青皮盐少许，脉来沉细却堪投。

解毒雄黄丸

言雄黄之性，能解散诸风之毒也。

解毒雄黄与郁金，七双巴豆去皮心。

醋糊为丸如菉豆^②，风痰热毒总堪饮。

二香三建汤

沉香、木香，二者引起于上。天雄、附子、川乌，三者建立于下。三建，地名也，所产乌、附最佳。

二香原是木沉香^③，三建天雄乌附将。

十片生姜同剂用，中风虚极总无妨。

三五七散

方用附子三十五枚。五七者，乘之数也。又三五七，阳之数，故益气。

三五七散山萸肉，干姜防风偕白茯。

附子细辛同碾尘，每食二钱温酒服。

---

① 侔（chóu筹）：匹敌，相比。

② 菉豆：绿豆。

③ 沉香：日本文化抄本无此二字。

虎骨散

风从虎，以虎骨治风，因其类也。

虎骨散中苍耳龟，自然骨碎没加皮。

天麻桂芍槟榔附，血竭羌防芷膝归。

七圣散

七，药品数。圣，通灵之义，言功効也。

堪除风湿瘫痪病，独活防风甘草併。

牛膝还须续断连，萆薢①杜仲成七圣。

生朱丹

朱砂，生用无火毒，故名也。

生朱丹用生朱砂，白附石膏龙脑加。

粟米饭丸如小豆，目眩头痛下清茶。

左经丸

左，佐也。经，脉络也。血少经络不行，则手足②挛搐，言用药以佐之也。

左经乳没共乌头，黑豆班猫③一处修。

豆煮班猫惟用豆，丸和醋糊酒吞优。

---

① 薢：同"薢"。下同。

② 则手足：日本文化抄本无此三字。

③ 班猫：班通"斑"。班猫：今统用"斑蝥"。

全生虎骨散

虎骨说见上。全生，方书名，或云药去风，可以全人之生也。

> 方名虎骨全生散，赤芍当归和续断。
> 白术乌蛇藁本全，每服二钱温酒拌。

资寿解语汤

解，能也，言中风口禁不能语，药之而使能语也，愈则寿可资矣。

> 解语汤推附子先，防风酸枣桂皮全。
> 天麻羌活羚羊角，甘草仍加竹沥煎。

三圣散

亦七圣之义，凡数与圣立名者做[①]此。

> 当归肉桂与玄胡，三圣良方名不孤。
> 每服二钱温酒下，筋舒脚健不须扶。

蠲痹汤

蠲，除也，言药以除风痹也。

> 冷痹须寻蠲痹汤，防风赤芍共姜黄。
> 黄芪羌活归甘草，姜片同煎见妙方。

---

① 做：同"仿"。下同。

虎胫骨酒

胫，足骨也，虎死不仆，精在足也。酒，气味俱阳，善行经络，引药势也。

虎胫渍酒川牛膝，茵芋当归同狗脊。

石南续断与防风，杜仲石斛并巴戟。

省风汤[①]

省，察也，言察病以用药。又，减省也，言用药以减病。

省风汤内有防风，星半川乌白附同。

全蝎木香甘草共，姜煎温服见[②]神功。

皂角六一丸

用皂角、川乌、草乌、乌药、乌豆、乌梅六味以为末，煮何首乌一味成膏，以为丸，故曰六一。

皂角川乌乌豆粒，草乌乌药乌梅实。

同将六药碾为尘，何首膏丸成六一。

趂[③]痛丸

趂，逐也，言逐去痛苦也。

---

① 省风汤：日本文化抄本无此三字。
② 见：日本文化抄本作"鬼"。
③ 趂：同"趁"。下同。

要知趁痛是何方，乌药乌头熟地黄。

殭半南星丸酒糊，诸风蹼损总无伤。

消风散

言消散风邪也。

消风甘草藿香陈，蝉蜕防风与茯苓。

羌活姜蚕荆芥穗，川芎厚朴共人参。

侧子散

侧，旁也，附子旁生不正者为侧子。

侧子防风芍术苓，人参附子菊花辛。

麻黄防己芄甘草，肉桂芎归白茯神。

川芎茶调散

川芎引药上清头目，以茶调之清之清者也。

茶调散子用川芎，羌活防风白芷同。

国老细辛荆芥穗，薄荷为末大消风。

清神散

中风神思昏乱，言用药以清之也。

檀香羌活并人参，甘草防风与[①]细辛。

荆芥薄荷须等分，石膏和入定清神。

---

① 与：日本文化抄本作"药"。

大辰砂丸

砂，朱砂。今宜、阶等州俱产，惟辰州者最良，故曰辰砂。用为丸衣，大如弹子也。

辰砂立名衣用砂，芎辛白芷与天麻。

甘草防风龙脑薄，蜜丸嚼送任姜茶。

千金保命丹

千金，贵重其药保命治病之功，言药能保全人命，可值千金也。

千金保命夺天工，珠麝牛砂犀珀雄。

金箔麻苓升术桔，参星曲志麦门冬。

蝉退茯神蚕白附，麻黄地骨芥防风。

毫车甘草和水片，硝壳柴矾天竺同。

上清散

火性炎上，故清其上也。

上清散用川芎芍，荆芥芒硝乳没药。

片脑郁金同薄荷，一字调吞病随却。

防风通圣散

以防风为名。防，提防也，病热极则生风，预药以防之也。通圣，亦通灵之义。

通圣翘苓归芍芎，麻黄荆芥术防风。

薄荷滑石膏甘草，桔梗硝黄栀子红。

大川芎丸

用川芎为君，天麻佐之，以治首风，丸[1]重一钱，故言大也。

匀气散

匀，齐也。风病阻塞，气行凝滞，言用药以匀齐其气，则风自散矣。

匀气调风参术奇，沉香乌药与青皮。

天麻白芷同甘草，苏叶瓜姜枣子宜。

玉真散

言南星之白，正如白玉之色也。

玉真散内天南星，更用防风各等分。

破损伤风金刃口，或敷或噙[2]酒宜温。

疎[3]风汤

疎，通也，邪中于腠理，气血不得流畅，则为偏风，言用药疎通经络，以发散风邪也。

疎风汤内甘草炙，益智麻黄杏仁觅。

升麻五品同咬咀，表和汗出身安逸。

① 君，天麻佐之，以治首风，丸：日本文化抄本无此十字。
② 噙，同"咽"。下同。
③ 疎：同"疏"。下同。

三化汤

三者，痰滞风也。化，变化以消散之也。方用枳实以化痰，厚朴、大黄以化滞，羌活以化风，故曰三化。

中风秘结三化汤，羌活枳实和大黄。

更加厚朴同姜制，一服须知足利肠。

祛风至宝丹

祛，除也。至宝者，重之极也。

祛风至宝大黄硝，参术苓连滑石调。

荆芥川芎羌独活，石膏归芍细辛翘。

麻黄栀子防全蝎，熟地天麻栢①桔饶。

甘草薄荷丸若弹，诸经风热总能消。

换骨丹

言病身安如换骨也。

换骨麻黄五味苍，桑皮槐角芷砂防。

首乌龙脑威灵蔓，人苦参芎木麝香。

续命汤

续，继也。续命者，言药之功起死回生，如断而复续也。

---

① 栢：同"柏"。下同。

续命防风附子参，川芎芍药与黄芩。

杏仁防己麻黄桂，甘草生姜可共寻。

御风丹

御，禁止也，言能禁止其风，使不作也。

止风须用御风丹，防芎麻黄国老干。

蚕芷芎辛砂桔梗，南星羌活一丸安。

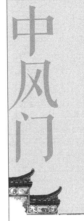

搜风顺气丸

搜，索也。顺，流利，不逆也。言搜去其风以顺其气也。

搜风牛膝共车前，麻子兔丝郁李研。

独活槟防山药并，大黄枳壳共为圆。

正舌散

舌强则言语不正，言用药使舌柔和，而语言自正也。

正舌散中主薄荷，茯神稍蝎莫教多。

语言不正因强舌，酒下还将齿上搓。

铅红散

以色言也。黄丹乃铅炒而成，故其色红。

肺风紫却鼻头肤，舶上硫黄妙也乎。

更入白矾灰半两，黄丹染色唾调涂。

清气散

清，去其气之浊者也。气清则痰消，痰消则热散，热散则风安从生？

清气散中枳壳参，青皮羌活独芎苓。

柴前胡木和甘草，荆芥同煎病即醒。

如圣散

言功効也。

如圣天麻芎芷苍，两头尖细共雄黄。

防风川草乌头蝎，损骨须教入乳香。

醉仙散

服之令人瞑眩，如醉仙也。

牛蒡枸杞共胡麻，更用蔓荆四子嘉。

天粉蒺藜参用苦，防风轻粉下清茶。

补气汤

气虚则麻木，以黄耆、甘草之甘温，以补其气也。

补气汤中用橘皮，更将甘草配黄芪。

泽泻不多多白芍，服煎一两不拘时。

胃风汤

言治胃风之药也。胃风之状，颈多汗，恶风，食饮不下，膈塞不通，失衣则䐜胀，食寒则泄，形瘦而腹大者是也。

胃风甘草蔻麻黄，白芷升麻柴葛苍。

藁本蔓荆羌活檗，归身姜枣正相当。

神仙飞步丹

言治瘫痪之疾解，使步捷如飞也。

神仙飞步草乌芎，白芷生姜仙术葱。

更有一般玄妙处，四时修制不相同。

一字散

古方一钱为四字，每服一字，二分半也。

散中白芷蝎蜈蚣，天麻草乌分两同。

或酒或茶调一字，方名意思在其中。

通关散

通，达也。关，牙关。言牙关紧闭，口不能开，以药吹鼻，令喷涕出，则气通达而口即开也。

通关开窍爽精神，雄薄牙硝配细辛。

搐鼻不通无喷涕，须知有命在逡巡[1]。

神栢散

用栢叶煎酒服之，风退气和，劾如神也。

---

[1] 逡（qūn）巡：因为有所顾虑而徘徊不前。

中风门

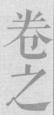

栢叶一握去枝筋，一挰^①葱白用连根。

无灰好酒一升煮，任他多沸服宜温。

大圣一粒金丹

僧伽所制之药也。一粒，每服一丸也。金丹，以金箔为衣也。释家有大圣神，故名。

一粒金丹没蒺藜，蚕矾白附五灵脂。

朱砂黑附川乌麝，墨汁为丸金箔皮。

酒浸九转丹

九转，大丹之名，取九转名丹，仙其药也。

九转乌苈归缩砂，木香牛膝白花蛇。

天麻没药殭蚕乳，入酿罎^②中熟去渣。

大芎黄汤

取大黄、川芎、黄芩三药而名也。

大黄一两川芎半，羌活黄芩各等分。

咬咀每服一两煎，药到病安何必问。

保命龙虎丸

龙，地龙。虎，虎骨。保命者，言用药以保全其命也。

---

① 挰（zhā扎）：取。

② 罎（tán潭）：形声，口小腹深的陶容器。

保命虎骨归地龙，古钱木鳖戟苁蓉。

川草乌牵牛膝附，白胶乳没自然铜。

三痹汤

风寒湿三气合而为痹也，以防风之辛甘散其风，以桂心之热温其寒，以茯苓之甘淡渗其湿，三者为君而治之也。

三痹芎芪杜仲秦，防风续断芍归身。

桂苓生地川牛膝，独活人参甘细辛。

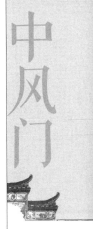

金虎丸

肺属金。虎者，西方之神，虎啸风生，盖治肺风之药也。

金虎星槟白附麻，五灵狼毒蝎乌蛇。

殭蚕附子牛[①]黄麝，官桂乌头半两砂。

江鳔丸

鳔，鱼脬也。江鱼之鳔可为胶，以之治破伤风也，其効捷径。

天麻一两殭[②]蚕半，江鳔雄黄野鸽粪。

蜈蚣三对烧饭丸，巴霜一分砂二分。

---

① 牛：日本文化抄本作"生"。

② 殭：日本文化抄本作"姜"。

青龙妙应丸

青，青黛为衣。龙，地龙也。妙应，言药应病而灵，极乎其妙也。

> 青龙妙应蝎稍全，蜈麝松香山甲穿。
> 蚕没草乌龙去土，五灵青黛糊为圆。

去风丹

去，去也，言除去其风也。

> 去风通治诸风殆，紫背浮萍七月採[1]。
> 蜜圆如弹每一丸，豆淋酒化空心待。

四神丸

方用防风以散风邪，薄荷以鲜风热，南星以化风痰，天麻以定风眩，言四者之有神验也。

> 天麻薄荷共南星，再入防风号四神。
> 酒糊为丸如菉豆，调汤须用芥姜辛。

涤痰汤

涤，洗也，言洗荡脋[2]中之浊痰也。

> 涤痰橘半共南星，枳实菖蒲参茯苓。
> 甘草竹茹姜作引，痰迷心窍即回醒。

---

① 採：同"采"。下同。
② 脋：同"胸"。下同。

清凉丹

《内经》云：开则淅而寒，闭则热而闷，以寒凉之药，清其热也。

> 清凉犀角珠甘草，稍蝎花蛇防片脑。
> 牛人黄砂胆制星，石膏丸蜜荷汤导。

神照散

神气昏迷不醒也，言服此药如神照之。一[①]云照见也，察疾制方如神见也。

> 神照散中远志芪，木香芎附与山栀。
> 蒺藜草薢茵芋叶，独活人参苓去皮。

乳香宽筋丸

宽，缓也。筋短缩，则痛而不伸。言乳香能定诸痛，调血气以舒经络也。

> 乳香宽筋白牵牛，川乌没药草乌头。
> 何首殭蚕龙去土，灵脂醋糊作丸投。

轻脚丸

能令脚轻而步健也。

---

① 一：日本文化抄本无此字。

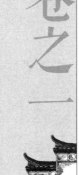

木鳖胶香白芍先，草乌四两去皮尖。

另研赤豆同丸糊，轻脚须教脚更坚。

至圣一醉膏

药用酒熬成膏服之，取醉而疾瘳[1]也。至圣，以功劲言。

欲知至圣一醉膏，乳没安息麻黄熬。

附子天麻加片脑，最行药势是香醪。

一品丸

以香附子一味为丸也。本草云：治风热上攻，久服益气长眉发。

大香附子去毛皮，用水同烹候一时。

碎切焙干为细末，蜜丸如弹治风奇。

守宫膏

守宫，蜥蜴也，又名蝎虎，虫之去风者也。

蝎虎元名是守宫，生擒去足血成功。

片脑珍[2]珠同麝碾，薄荷汤下治瘸[3]风。

---

① 瘳（chōu抽）：病愈。

② 珍：同"珍"。下同。

③ 瘸：同"癎"，今简化为"痫"。下同。

金凤丹

丹大如鸡头子，又治卒中暗风，用鸡冠血酒送药。鸡形类风，故名也。

> 金凤胶香没药施，天麻木鳖海桐皮。
>
> 自然铜附丹砂蝎，骨碎当归狼毒奇。
>
> 川草乌头同虎骨，地龙脑麝五灵脂。
>
> 薄荷黑豆加牛膝，滴乳鸡冠血酒宜。

红龙散

红，朱砂也。龙，龙脑香也。

> 散子红龙脑麝稀，朱砂却配五灵脂。
>
> 茯神萆薢加全蝎，酒或荆荷汤任宜。

撮风酒

撮，引持也。酒，通血脉。言引药势到处，如持其风而去也。

> 撮风二木青南香，三角尖归续断羌。
>
> 乌药威灵姜骨碎，风藤薜荔石楠苍。
>
> 加皮虎胫乌头乳，苏木青藤甘草防。
>
> 牛膝细辛同酒煮，诸般风湿得安康。

太白散

太白，西方金星，俗传善救人，起死回生也。一云南星、水银、白锡之色白，故名。

太白散中乌附参，当归藿麝共南星。

水银白锡相凝结，酒服回生病即宁。

五参散

人参、玄参、丹参、苦参、沙参是也。

参用人玄丹苦沙，炙干酒浸白花蛇。

每服二钱须细末，食时临卧酒调嘉。

泻青丸

青，东方之色，属肝，言药能泻肝经之风热也。

泻青本为泻肝风，龙胆归防羌活芎。

栀子大黄丸用蜜，浓煎竹叶热能通。

八风九州汤

八风，八方之风也，说见前。九州，天下九州而有是风伤人也。

八风九州用干姜，独活归参白术防。

柴杏石膏苓国老，细辛芎附共麻黄。

桂枝汤

桂枝味辛，性热，《内经》云："风淫于内，以辛散之"。以桂枝名者，为诸药之宜导故也。

桂枝汤桂先，甘芍枣姜煎。

恶风兼自汗，风散病安然。

麻黄汤

经云：寒淫于内，腠理闭塞，为热为痛。麻黄苦温，能开肌发汗，用以为君，引散寒邪，遂以名方也。

麻黄太阳经，国老桂杏仁。

恶寒头背痛，汗出病离身[1]。

越婢汤

越，发扬也。婢，卑也，言脾藏卑若奴婢也。脾气伏留而为病，言药能发扬于外也。《外台》方名越脾。

风痹用越婢，麻黄大附子。

枣姜术石膏，甘草堪作使。

---

[1] 伤寒门……汗出病离身：底本无此一百一十五字，据日本文化抄本补。

四逆汤

阴阳之气凝，故四肢逆而厥冷，用甘辛大热之剂，以回阳而助阴也。

四逆治太阴，自利脉沉沉。

干姜甘草附，厥冷莫忧心。

葛根汤

经云：轻以去实。方用葛根之轻，去肌表留风之实也。

葛根太阳明，合病热邪生。

葛芍麻黄桂，微微汗解轻。

青龙汤

青龙，东方木神，属肝主风。故治伤风见寒也。

青龙主麻黄，桂枝甘草姜。

石膏加大枣，更入杏仁良。

白虎汤

白虎，西方金神，属肺主气。热结于内而烦渴甚，故以寒凉解之也。夫暑气入秋而止，故曰处暑。汤以白虎名之，言能治暑止热也。

白虎名石膏，粳米共汤熬。

知母倍甘草，渴烦参入高。

真武汤

真武，北方之水神也。用以治水焉，故主少阴病。少阴，肾水也。

真武少阴经，少术多茯苓。

附用四之一，生姜芍药亭。

五苓散

苓，令也。通行津液，尅①伐肾邪，专为令者，苓之功也。五药之中茯苓为主，故曰五苓散也。

五苓泽泻君，猪苓赤茯伦。

白术饶官桂，黄疸入茵陈。

大柴胡汤

柴胡、黄芩之苦入心而折热，枳实、芍药之酸苦涌泄而扶阴，半夏之辛以散逆气，姜枣以和荣卫，大黄以泻热结。方以柴胡为君，大黄泄热之功大，故名焉。

柴胡名大汤，半夏芩大黄。

枳实和甘草，赤芍加枣姜。

小柴胡汤

柴胡、黄芩之苦以发传经之邪热，人参、甘草之甘以托里之不足，半夏之辛以除烦呕。邪在半表半里，则荣卫争之而作寒热，故用姜枣以和解也。小者，言其力小而和缓也。

---

① 尅：同"克"。下同。

柴胡小汤名，半夏芩与参。

枣姜和国老，三禁要潜心。

建中汤

建，立也。中，脾也。脾欲缓，饴糖、大枣之甘以缓之。姜桂之辛以行荣卫，芍药之酸以收正气。此除中痛而建立脾土也。

建中先桂枝，芍药枣姜宜。

同煎甘草熟，去滓下胶饴。

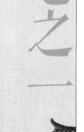

大、小承气汤

承，顺也。伤寒邪气入胃，壅结而为坚硬痞满，是正气不得舒顺也。本草曰：通可去滞，洩[1]可去闭，塞而不利，闭而不通，以汤荡涤使塞者利[2]而闭者通，正气得以舒顺也。大热实结，小热微结，病有重轻，故方有大小也。

大黄承气汤，厚朴共硝芒。

枳实生姜引，充坚药势强。

汤名小承气，厚朴兼枳实。

大黄用锦纹，更衣热病失。

桃仁承气汤

用桃仁以下畜血也。承气同前，后做此。

---

① 洩：同"泄"。

② 大柴胡汤……以汤荡涤使塞者利：日本文化抄本无此二百九十七字。

桃仁承气汤，芒硝与大黄。

桂枝甘草炙，治热病如狂。

调胃承气汤

调胃者，用甘草、硝黄，推陈致新，以和中也。

调胃承气汤，芒硝甘大黄。

阳明经恶热，谵语是良方。

三乙承气汤

三乙者，言用大小调胃三承气合而为一也。

六乙顺气汤

六一者，言一方可以兼六方也。六方者，大承气、小承气、调胃承气、三乙承气、大柴胡、大陷胸是也。顺气，意同承气。

六乙顺气汤，朴柴硝大黄。

芍芩甘枳实，铁秀水调汤。

抵当汤

抵，触也，挤也。当，住也，留也。畜血当住于下焦，故小腹硬满。《内经》云：苦走血，咸胜血。故以水蛭、䗉[1]虫

---

① 䗉：同"虻"。下同。

之苦寒破下焦畜血，以桃仁、大黄之苦寒触下焦热结也。又曰：大黄号为"将军"，其性猛烈，直往下挤邪气，不能抵当也。

> 抵当汤善攻，水蛭并䗪虫。
>
> 桃仁大黄助，血去乃成功。

大、小陷胷汤

陷，坠下也。言气结于心胷之间，用大黄、芒硝以下之，甘遂以利之也。行药峻，故曰大小者，无峻利之药而力小者也。丸义同。

> 汤名大陷胷，硝与大黄通。
>
> 饮调甘遂末，功成利结中。
>
> 小汤用栝蒌，黄连半夏投。
>
> 结胷心按痛，服此自然瘳。

三黄泻心汤

三黄，芩、连、大黄也。苦入心，以三黄之苦而泻心中之痞热。

十枣汤

十枣，枣十枚也。枣味甘，甘补脾，煎汤调药而服之，能益土而胜水也。

> 十枣煮汤先，芫花戟遂全。
>
> 各捣同为散，调匀服一钱。

炙甘草汤

生用则泻火，炙之能补元气也。

> 用炙甘草汤，麻仁生地黄。
>
> 参桂门冬共，阿胶引枣姜。

桃花散

赤石脂之色，如桃花也。

> 桃花汤更奇，两用赤石脂。
>
> 干姜和糯米，同煮去查[①]宜。

白通汤

葱白之辛，以通阳气也。

> 白通葱白茎，干姜附子生。
>
> 水升二合煮，取半又分平。

白散

白，以色言也。桔梗、贝母之苦以下气，巴豆之辛以散实。

> 三物白散方，桔梗贝巴霜。
>
> 寒实结胷症，半钱白饮汤。

藿香正气散

正之为言正也，凡气春温、夏热、秋凉、冬寒，此其正

---

① 查：渣滓。

也，反之则邪伤人为病。藿香，理气和中，用以为君，所以正气之不正也。

> 藿香正气散，大腹桔陈苏。
>
> 芷苓甘术朴，半夏枣姜扶。

脾约丸

约，束也。脾弱津液不得流通，故肠澁[①]而大便难，如有约束之也。

> 脾约用将军，麻仁与杏仁。
>
> 面麸炒枳实，厚朴芍须均。

黑奴

黑，釜底煤。奴，小麦奴也。

> 黑奴梁上尘，釜底煤黄芩。
>
> 小麦奴突墨，麻黄硝黄寻。

理中汤

脾属土，为中州。理中者，言治脾胃也，后言中者做此。丸义同。

> 理中炮干姜，参术甘草常。
>
> 三因加附子，阴利是良方。

---

① 澁：同"澀"。今简化为"涩"。

黑膏

黑，黑豆豉。膏，猪脂膏也。

　　　　黑膏生地收①，豆豉共猪油。

　　　　露煎须去滓，扰和麝雄优。

紫雪

紫，丁香、麝香和诸药熬膏而色紫。雪，药末之屑如雪。

　　　　紫雪升麻切，沉香丁香烈。

　　　　玄参和石膏，甘草犀羚屑。

　　　　寒水石同煎，先煮黄金决。

　　　　去滓入朴硝，匀调手勿辍。

　　　　更投朱麝香，急搅凝成雪。

五积散

寒、食、痰、气、血五者之积也，非五藏之积。如麻黄、桂、芍、甘草，即各半汤以散积寒；苍术、厚朴、陈皮、甘草，即平胃散以消积食；陈皮、半夏、茯苓、甘草，即二陈汤以化积痰；人参、桂、甘草、半夏，即七气汤以调积气；川芎、当归，即芎归汤以行积血也。

　　　　五积陈芎芍，参苍甘芷朴。

　　　　干姜归半苓，桔桂麻黄壳。

---

① 收：日本文化抄本作"救"。

阴旦汤、阳旦汤

阴邪在里，阳邪在表。旦，明也，能明其邪之在表里也。里则用桂枝汤加干姜去其寒，表则加黄芩以散其热。

阴阳二旦汤，即用桂枝方。

阴入干姜妙，加芩热在阳。

竹叶石膏汤

用竹叶、石膏以散余热，麦门冬、人参、甘草以补益脾气，半夏之辛以散气逆，妙用粳米补病之良方也。

石膏甘草先，门冬参半全。

生姜竹叶引，入米再重煎。

败毒散

寒气杀厉而为毒，言用药以败其毒气也。

败毒桔芎参，柴前胡茯苓。

枳壳羌独活，薄甘姜枣馨。

双鲜散

用麻黄、防风以解表热，大黄、黄芩以解里热。一用防风通圣加益元散以双鲜也。

双鲜薄荷防，芎参麻大黄。

连翘甘草膝，滑芍石膏当。

桔半荆栀术，黄芩足两方。

生姜为药引，表里并安康。

四顺汤

即理中之四药也，但甘草倍用，以缓脾和中。丸义同。

（理中方见前。）

黄连解毒汤

热淫于内而为毒。经曰：治热以寒。故用纯苦大寒之药，以解散其热毒也。

黄连解毒汤，芩檗足三黄。

更加大栀子，热退自然凉。

霹雳散

霹雳，雷之击声也。附子，纯阳大热，性走而不定，无所不至，能冲阴寒而复阳气，功同霹雳也。

霹雳附子炮，更用冷灰韬。

出共芽茶碾，还同蜜水熬。

正阳散

正者，正也。寒淫于内，则阴邪盛而阳气微矣。方以附子大热为君，引诸辛香通气散寒以正其阳也。

正阳阴毒方，附子与干姜。

皂角同甘草，量情投麝香。

温胆汤

《内经》曰：损者温之。温，补也。伤寒病后胆怯损，故温以补之也。

温胆治烦虚，枳实橘红余。

半夏苓甘草，枣姜和竹茹。

十神汤

药有十味，功效如神也。

十神芎葛苏，麻黄香附须。

芷陈兼赤芍，升麻甘草俱。

消风百鲜散

消，散也，言风袭人为病，用药以散之。风邪既散，则百病俱鲜矣。

消风百鲜方，苍术芷麻黄。

陈皮甘草炙，荆芥引葱姜。

太阳丹

治太阳经之头疼也。

太阳石膏脑，芎芷乌甘草。

丸用朱砂衣，面黏同蜜造。

清肺饮

肺主皮毛，风寒客于腠理为表热，入内为浊痰、流涕，金热极而从水化也。方用麻黄、荆芥、薄荷、甘草之甘辛，散风邪以清其表，半夏、枳壳之辛苦，化浊痰以清其内也。

清肺芍参桑，麻黄芥味良。

半甘旋复桔，柴杏壳葱姜。

二香汤

香薷饮、香苏散，合而为一也。

香附陈甘草，紫苏葱白姜。

香薷白扁豆，厚朴两方香。

雄黄锐散

雄黄，杀𧏡虫。锐，尖利也。用雄黄诸药，以生艾汁和丸如小指尖，纳谷道中，以杀虫也。

雄黄锐散方，黄连并青箱。

桃仁参用苦，艾汁拌和良。

地血散

地血，茜根之别名，方用茜根，故名也。凡别名立方者做此①。

地血主茜根，黄药甘草伦。

大豆俱为末，调吞水汲新。

---

① 消风百鲜散……凡别名立方者做此：日本文化抄本无此二百五十二字。

大青四物汤

大青、阿胶、甘草、荳①豉四药也。大青，治伤寒热毒时行之病。（药品录明不括。）

冲和散

平淡而和解也。

> 冲和解风寒，泔浸苍术干。
>
> 荆芥和甘草，出汗自然安。

凉膈散

经曰：热淫于内，苦以泄之。故用硝黄之苦，以泄胃膈之热结也。

> 凉膈薄荷翘，大黄甘草硝。
>
> 栀子黄芩共，蜜煎同水调。

脱甲散

脱，解也。甲，铠也。言表解则轻快，如脱去铠甲也。

> 脱甲归国老，芎参苓胆草。
>
> 麻黄知母柴，葱白连须好。

惺惺散

惺惺，聪慧貌。风热着人，困迷无知。言用药以散之，

---

① 荳：同"豆"。

则神清气爽，而聪慧有知也。

> 惺惺芎茯苓，甘草桔蒌根。

> 细辛参白术，引用薄荷吞。

对金饮子

言其功劲贵重，可与金敌也。

> 对金饮子奇，制朴炒陈皮。

> 炙草浸苍术，枣姜煎引宜。

调中汤

调，和也，言泄胃中之邪火，以和脾气也。

> 调中术葛根，大黄芩桔苓。

> 藁本甘草芍，脾和热不停。

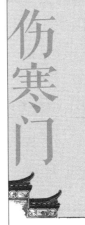

伤暑门

清暑益气汤

暑，热也。肺主气，热甚则气泄，如暑盛则金藏也，故清暑必益其气。

> 清暑益气汤，青陈麦白苍。
>
> 升甘参蘗[①]味，泻葛曲芪当。

桂苓甘露散

桂之甘辛，苓之甘淡，入脾而行津液，言渴热之病，得之如甘露也。

> 桂苓甘露散，白术藿木香。
>
> 泻滑膏寒石，葛参甘草良。

二气丹

硝石气寒为阴，硫黄气热为阳，以二气理二气也。

> 暑寒二气丹，硝石共硫黄。
>
> 炒令鹅黄色，为丸糯米浆。

---

① 蘗：同"檗"。

来复丹

元阳之气为暑消烁，用硫黄阳精之药，以回一阳之气也。

> 来复五灵脂，同研青橘皮。
>
> 硝硫精石入，醋糊作丸宜。

大顺散

以姜桂之辛热，治伏暑霍乱。热因热用，从治之法也，故谓之大顺。

> 大顺桂生好，白砂炒甘草。
>
> 次入杏仁姜，去砂同细捣。

冷香汤

冷，药煎熟，瓶贮沉井底，冷饮之，取其不伤肺金也。香，檀香、丁香也。姜附，辛热之药。冷饮者，热因寒用也。

> 冷香干良姜，草菓①丁檀香。
>
> 附子和甘草，贮瓶沉井凉。

六一散

一名天水散。天一生水，地六成之，阴阳之义也。不曰一六，而曰六一者，乾下坤上，阴阳交而泰之道也。又名益

---

① 菓：同"果"。下同。

元散者，除中积热，以益一元之气也。或曰方用滑石六两、甘草一两，因数而名也。

生脉散

脉者，非血非气，天之委和也，有则生，绝则死，统于心。故生脉者，必先补其心也。用人参、麦门冬之甘以补心，甘生血，阳生阴长之义也。又以五味子之酸收敛阳气，肃清燥金，滋其化源也。

无脉能生脉，人参与麦冬。

去心加五味，煎服可回凶。

春泽汤

春，蠢也，蠢然而动也，阳气升动则万物发生，故曰春。泽，泽泻也。又泽为水，言用药止渴以生津液，津液上升如春水之发生，可以消其暑也。

春泽茯猪苓，麦门泽泻参。

柴胡同术桂，煎服入灯心。

濯热饮

濯，瀚也，如水瀚去其热也。

方名濯热饮，五倍白矾烧。

甘草乌梅内，同研入面调。

缩脾饮

缩，缩砂也，能和脾而化气。

> 饮子缩脾名，缩砂草菓仁。
>
> 扁豆和干葛，乌梅甘草均。

鲜暑三白饮

三白，白术、白茯苓、泽泻，以色言也。味甘淡[1]能解暑热。

> 散成三白名，泽泻茯苓平。
>
> 白术同姜片，灯心更十茎。

大黄龙丸

龙过处腥冷，能解暑气，故假名之也。黄，药色。大者，言功之大也。

> 黄龙丸药由，雄黄舶上硫。
>
> 滑石矾硝石，为丸入面优。

六和汤

六,六腑也。和，顺也。六腑气乖，则令人挥霍撩乱。暑热客于胆则目眩转筋，客于胃则呕吐昏闷，客于大肠则泄泻肠鸣，客于小肠则恶风自汗，客于膀胱则烦热少溺，客于三焦则胀满脐腹痛卒心疼，故用药以和六腑也。

---

① 淡：日本文化抄本作“以”。

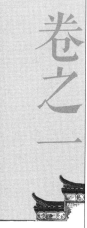

六和半缩砂，薷藿杏仁瓜。

扁豆参苓朴，枣姜甘草加。

清暑助行丸

言夏日远行服之，止渴，生津，消暑，助元气也。

清暑助行人，门冬与葛根。

乌梅百药煎，参草共丸吞。

淡渗二苓汤

猪苓、茯苓，味淡而渗湿热也。

淡渗二苓方，猪苓泽泻良。

茯苓和白术，滑石性寒凉。

湿证门

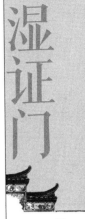

渗湿汤

渗，漉也。湿之为气，冲溢天地之间，流注四时之内，体虚者感之，皆足为病。方以甘淡渗利，使湿气下行如漉去之也。

渗湿汤甘草，二木干姜燥。

白茯与丁香，陈皮姜共枣。

肾著汤

著，附也。湿附于肾，令人腰痛身重，如坐水中，病以名方，专治之也。

肾著是汤名，干姜配茯苓。

更加甘草炙，入水效通灵。

羌活胜湿汤

羌活，治风之药，风为木气，故胜湿土也。

羌活胜湿汤，蔓荆独活防。

藁本芎甘草，还加檗附苍。

麒麟竭散

血竭，一名麒麟竭也。

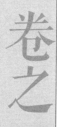

散用麒麟竭，虎胫酥油炙。

没芍水蛭全，当归乳香麝。

枳术导滞丸

言用枳实、白术以调其中，引用大黄以导其滞也。

枳术导滞圆，神曲共芩连。

茯苓和泽泻，倍用大黄添。

燥结门

清燥汤

燥，干也。经云：诸涩枯涸，干劲皴揭，皆属于燥。肺属金，金畏火，能令金燥者，火也。言治肺金之火以清燥，则生化之源滋润而达也。

药名清燥汤，五味茯苓苍。

泽泻连神曲，升麻生地黄。

参芪柴白术，酒檗麦门当。

猪苓甘草橘，服此见良方。

导滞通幽汤

导，犹引道。滞，肠中积物也。通，下达也。太仓下口为幽门，藏①燥而不通，言用药以润之，引导其滞，使通幽门而下也。

导滞通幽汤，红花二地黄。

升归桃核肉，甘草入槟榔。

---

① 藏：通"脏"。

当归润燥汤

燥淫于内，以辛润之，故用当归之辛以润燥也。（即前方加麻仁、大黄是也。）

三和散

三和，和三秘也。三秘，一曰血秘，以川芎和之。二曰气秘，以沉香和之。三曰风秘，以羌活和之也。

　　　　三和陈术羌，甘草共槟榔。

　　　　大腹芎苏叶，宣瓜沉木香。

滋肠五仁丸

大肠为传送之官，燥涩则大便艰下。方用栢、桃、松、杏、郁李五仁，以滋润之也。

　　　　滋腹方内五仁全，郁李松桃杏栢研。

　　　　别碾陈皮为细末，仁膏调蜜共成圆。

提盆散

大便燥结，诸药不能通。用草乌为末，葱头带涎蘸药内谷道中，即通也。提盆者，提盆以接大便，言効之速也。一名霹雳箭，以其性烈，药到无窒碍也。又一方同名不同药。

提盆功劲烈，屋簷^①烂草节。

沧盐为末匀，吹入肛门穴^②。

牛黄散

牛，牵牛。黄，大黄也。

牛黄散子优，大黄倍牵牛。

同研为细末，厥冷酒调投。

---

① 簷：同"檐。"

② 沧盐为末匀，吹入肛门穴：日本文化抄本无此十字。

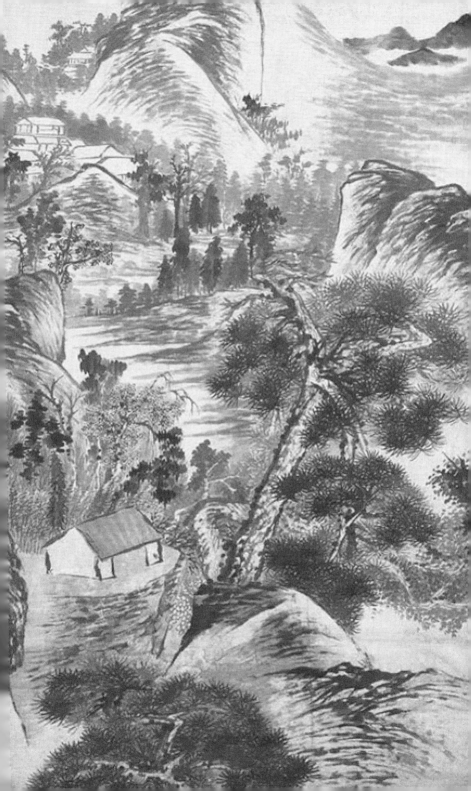

丹溪曰：凡人病一般者，癍疮温热之义也。大法表里传变，与伤寒相似，但伤寒先太阳经，先看病青目内瘄，此为异耳。师云：凡看癍疹，先看病青目内、露血丝白，以验其热之浅深。若舌紫黑，以脏腑热浅，分别则舌红，舌黄白，则热浅，若紫赤则热深，若黄黑则热甚，除舌分外之热，则消而必黄，又以小便之赤红白验之，断则小便自利，但是极热重症，以脏腑热浅，则是清浊绝轻，其浊而热甚也。五苓散主之。

此法为看癍疹亦然。初得病一二日，有表证，自春至夏分前，宜升麻葛根汤，紫草散或青连丸、小柴胡汤去参加。初看痘便溏者，是太里。玄明增乃表药也，是表里之症陷入阳明，宜五苓散、白虎汤。古人参败毒散，若大便结，五七日下解，宜大承气汤，调胃承气汤下之。若汗太甚者赤斑者，宜加味白虎汤。初看癍有青白血，当视其肿不何部分。随经治之。

丹溪曰：少阴为邪出于耳窍，少阴为肿，故知此三法者，宜随经以散之。见癍疹，酒蒸大黄。随病加减，切不可用降气药，此要法也。

少阳丹溪曰：此病属风热，防风通圣散加减用，羌活、荆芥，外以剃刀通圣散加减治，洁古云：卷毒盛则火盛，小红先由中出者，毒出于表里外散也。或出于外者，咸出不随肿于外，又葛少阳三焦相火也，谓咸出里者，身凉者谓之斑，其斑出两三者随没，其癍显躁行成肤之中。小儿斑珍并出也，隔食气，故胃失下则热生也，苟胃热被下则胃火亦息，今次二卫入阳则胃火相火而成也，小振此类证也，阳癍发有回外，点大而色赤，此脏热生死反掌。生死反掌，但须当养血益气，此胃实热虚也。五脏皆属也。九亢一生，斑珍并出者，身凉者，凡虚者，斑黑者死，丹溪云：斑赤者胃热也，故胃虚失下则热毒虚，卫入少阴则助心火虚疼，斑疹之火亦息，咽疼二症乃通民矣，可汗可下也。戈又云：斑疹有自笔无上下。

卷之二

火门

龙脑鸡苏丸

龙脑，地名，在苏州。鸡苏，薄荷之别名，任处有之，惟龙脑所产者良，故名也。

鸡苏龙脑丸，芪麦胶通甘。

蒲黄生地并，参柴共蜜丸。

左金丸

左，佐也。《易》曰：以左右民金谓肺也。肺金衰而不能制肝木，木旺则火生而烁金矣。方用吴茱萸同黄连，假辛热之性入心而泻火，所以辅左肺金而平肝木也。丹溪又名回令丸。令，金也，金为肃杀之气，火旺则金不得令，故用黄连泻火以回金之令也。

金花丸

言其色如金也。

方立金花圆，黄芩共檗连。

大黄调滴水，丸下水须鲜。

神芎丸

川芎为君，以散积热，有神効也。

神芎丸芩连，滑石大黄全。

薄叶牵牛共，丸成风热镯。

碧雪

青黛和诸药，色如碧雪耳。

碧雪甘草熬，马牙芒朴硝。

石膏寒水滑，入黛候溶消。

坎离丸

坎为水，离为火，补肾水而制心火也。

坎离丸子芍芎当，知檗须从四制方。

茯苓熟地砂仁酒，煮去砂苓用地黄。

洗心散

洗，以水涤物也，心属火，言能洗涤心中之火也。

洗[①]心先大黄，麻黄甘草当。

芍术和荆芥，薄荷三片姜。

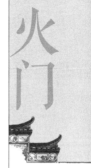

---

① 洗：日本文化抄本作"浣"。

疟疾门

四兽饮

四兽谓青龙、白虎、朱雀、玄武也，各以其属以应四藏。疟，虐也，邪气凌虐脾土，故曰脾寒。脾位中州，得四藏之气以左右之，故方治四脏之邪，以辅脾土也。

四兽术陈参，乌梅草菓苓。

枣姜甘草半，盐拌炮令馨。

七宝饮

言七药治疟之功，贵如宝也。

七宝用槟陈，常山草菓仁。

青皮甘厚朴，煎露饮清晨。

驱邪散

驱，逐也。邪并于阴，令人寒慄而战。邪并于阳，令人发热而渴。言用药以驱逐其邪也。

驱邪草菓仁，甘草缩砂槟。

梅肉常山酒，同煎服早晨。

四将军饮

言四药之辛热能定寒战，如将军之能定祸乱也。

四将军附子，甘草诃陈使。

姜枣一同煎，灌之昏仆起。

红丸子

药以矾红为衣也。

丸子本红衣，三棱蓬术齐。

老米椒青共，调烹阿魏醯^①。

七枣汤^②

用枣七枚，枣性甘，能引药入脾也。

汤成七枣名，附子水盐浸。

七姜同七枣，煎服莫沉吟。

老疟饮

老，久也。连绵岁月，三日一作，久而成痞。一名疟母，
又名痎疟，方能治之也。

老疟半陈青，良干姜桂苓。

苍芎甘草菓，壳桔芷^③苏馨。

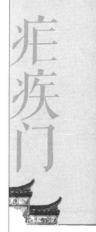

---

① 醯（xī西）：底本漫漶不清，据日本文化抄本补。醯，醋也。

② 七枣汤：日本文化抄本无此三字。

③ 芷：日本文化抄本作“苴”。

分利顺元散

分，解开也。阴阳相搏，痰留中脘，或寒或热而成疟，元气虚弱，截之不住。言用药以分解阴阳，利散痰涎，以复元气也。

> 分利顺元方，川乌附木香。
>
> 南星生熟用，七枣十生姜。

五行神验丸

东方木，用靛花之青；南方火，用桂心之赤；西方金，用干姜之白；北方水，用巴豆之黑；中央土，用硫黄之黄。此五行取应之妙药也。

> 神验丸中用五行，东靛西姜南桂心。
>
> 北豆中硫盘摆露，为丸入麝耳中任。

不二散

言病一服而愈，不致再也。

> 不二用砒①和，芽茶扁豆多。
>
> 面调为饼焙，茶下起沉疴。

龙华散

方用蛇蜕，谓蛇为龙，假其类也。龙之精华在鳞，曰华

---

① 砒：日本文化抄本作"矾"。

者，指蛇蜕言也。

> 龙华散劲饶，蛇蜕两三条。
> 末用烧存性，无根水下调。

胜金丸

言截病之功，胜于金也。

> 胜金消膈痰，鸡旦用清丸。
> 四两槟榔末，常山酒浸干。

交加饮子

言阴阳互换，则气血和，而寒热不复作矣。一云药俱半生半熟，取其阴阳交加之义。

> 交加饮子名，蔻菓朴姜并。
> 甘草同修制，依方半熟生。

清脾汤

痹病多起于脾，故清之也。

> 清脾汤半青，柴芩草菓苓。
> 术朴和甘草，枣姜煎服宁。

观音丸

世传佛有白衣观音，昔有舟人遇白衣人于海角而授此方，故名之也。

观音丸异常，半夏母丁香。

巴豆乌梅肉，为丸糊捣姜。

碧霞丹

有硫黄、青黛、白矾、宣桂、巴豆，五色如碧霞也。

奇方建立碧霞丹，桂热硫温青黛寒。

巴豆白矾方五色，端阳五姓粽为丸。

露星饮

煎熟药露于星月之下，取其阴精之气，以胜瘅虐之热也。

露星饮子神，採泮天之津。

苓术艽常桂，柴甘桂茯槟。

神劾手把丸

以药为丸，男左女右，手常持而嗅之，则疾除如神劾也。

神劾手把丸，虎猫卿麝香。

蜈砂常白芥，阿魏乳砒霜。

斩鬼散

斩，伐也。鬼，疟鬼。黄帝问于岐伯曰：疟鬼可得闻乎？岐伯曰：寅时发者狱死鬼，卯时发者鞭死鬼，辰时发者堕木死鬼，巳时发者烧死鬼，午时发者饿死鬼，未时发者溺死鬼，申时发者自刺死鬼，酉时发者奴婢死鬼，戌时发者自缢死鬼，亥时发者盗死鬼，子时发者寡妇死鬼，丑时发者斩死鬼是也。

斩鬼用人青，芽茶扁荳研。

香油同面炒，干嚏病须全。

鬼哭散

言药能驱疟鬼，而使之哭也。

鬼哭散逐疟，独用黄丹煅。

须候临发时，蜜汤随酒下。

露姜饮

姜，性热，能去聚痰，止寒慄。假露之阴，以治热燥。冷饮者，热因寒用也。

露姜饮最奇，四两姜和皮。

捣汁露至晓，服之能治脾。

五劳丸

言五药能治久疟成劳者也。

五劳丸荳豉，官桂共桃仁。

鸡骨常山好，乌梅肉更珍。

沃雪汤

言以辛热治脾寒，如汤沃雪，即消散也。

沃雪除寒热，浑如汤泼雪。

葛苍甘草硝，芍朴防风切。

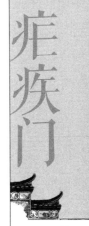

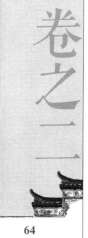

辟邪丹

辟邪，犹斩鬼也。

辟邪雄黑荳，绿荳共砒霜。

滴水为丸子，丹衣下醋汤。

瞻仰丸

疟病不能堪，故瞻仰其药力之速也。

方名瞻仰丸，草菓米常山。

各炒须存性，丸同梧子班。

万安散

言方愈疟之功多矣[1]。

甘草陈槟朴，常山苍术剥。

同煎露一宵，疾退安如嶽[2]。

---

① 面调为饼焙……言方愈疟之功多矣：日本文化抄本无此七百三十七字。

② 嶽：同"岳"。

痢疾门

痢圣散子

痢，滞卜也。由饮食积于中，暑热伤于外，容于大肠气分为白，容于小肠血分为赤。圣者，治痢之圣药也。

痢圣用干姜，檗皮罂粟良。

当归甘枳壳，御米共煎汤。

胃风汤

《内经》云：春伤于风，夏必飧泄。风气内通于肝，肝木尅脾土，脾病而及于胃。言用药以治胃也。

汤名是胃风，白术参苓芎。

芍药常归桂，同煎入粟功。

真人养脏汤

方用参术之甘，以补脾脏之元气，纯阳真人所制之方，故名也。

真人养脏汤，罂壳桂和当。

肉蔻柯甘芍，术参同木香。

戊己丸

戊，胃土。己，脾土。专治脾胃泻痢之药也。

　　　　戊己芍黄连，吴茱面糊圆。

　　　　脾经多湿热，止痢効如仙。

仓廪汤

仓廪，积谷之所。胃为仓廪之官，药用败毒散加陈仓米，盖统名之也。

　　　　仓廪陈仓米，参苓甘草枳。

　　　　羌独桔柴前，芎姜煎去滓。

大断下丸

利在下，故断而止之。大，以药力言。

　　　　断下丸龙骨，附矾辛石脂。

　　　　良干姜肉蔻，诃蛎[①]石榴皮。

驻车丸

驻，止也。言药止痢，如车之驻也。

　　　　驻车用归先，姜炮炒黄连。

　　　　醋浸阿胶煮，成膏共作圆。

圣枣子

言药之功在枣也。

---

① 蛎：日本文化抄本作"疬"。

圣枣子用肉，裹蔻乳没木。

另入浸苪半，合饼候面熟。

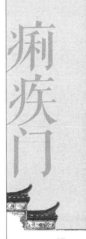

苏感丸

苏，苏合香丸。感，感应丸。二药合而匀为小丸用之也。

借气散

借，假也。气，药气。方用黄连、生姜同炒，去姜用连。连，苦寒之阴，假姜辛热之阳，借其气而用之也。

借气名而巧，黄连共姜炒。

姜弃取连研，米汤调末搅。

缠金丹

药用黄蜡为丸，如金缠也。

缠金煅砒霜，木别乳胶香。

丹杏礦巴荳，朱砂蜡色黄。

百中散

言应病百发百中也。又云百中选一也。

散名百中好，粟壳三筒炒。

厚朴捣姜淹，服时休食饱。

百岁丸

每一岁服一丸，人以百岁为期，故云百也。

百岁阿胶乳，黄连共漏兰。

木香罂粟壳，一岁一丸食。

育肠汤

肠久痢则虚而滑，滑则涩之，以石脂肉菓虚则补之，以参术而养育之也。

育肠汤石脂，参术甘桂皮。

肉蔻当归朴，良姜楮子随。

玉粉散

言蛤粉之色白如玉也。

玉粉散修合，精研真海蛤，每服二钱调，须用蜜水齼。

三奇散、五奇汤

三、五，药数也。奇，异也。又曰三、五为阳，阳数奇，利在下。经曰：远者奇之，以达下也。

奇劾三奇散，防芪枳壳同。

蜜汤调末饮，止痢大成功。

五奇双豆蔻，连诃半熟生。

木香甘草入，每服米汤清。

缚虎丸

方用砒，砒能杀人，如人之缚虎，恐见伤也。然则虎缚其足，则不能伤人，砒制其毒，亦不能为害也。

方名缚虎义，溶蜡制砒使。

柳搅七条焦，为丸吞冷水。

玄青丸

青，黛之色也。

玄青青黛玄，黄檗大黄连。

甘遂芫花戟，牵牛轻粉圆。

六妙汤

六者，药之数。妙者，治之功。

方名六妙汤，甘草桂丁香。

砂仁罂粟壳，梅肉拌匀良。

导气汤

导，引也，引暑热积滞之气下行也。河间云：和气则后重自除。

导气用槟榔，芩连生大黄。

木香归芍药，初痢是良方。

变通丸

谓变而通之，言药不执一也。

变通吴茱连，同浸不同研。

各丸粟米饭，视疾相后先。

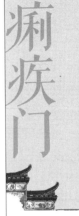

鲜毒金花①散

> 黄连色如金花，能解痢之热毒也。

> > 鲜毒金花散，黄连蘗与芩。

> > 赤苓和术芍，止痢更清心。

宿露汤

言露一宿而服也。

> > 宿露青榴皮，椿根草菓宜。

> > 杏仁甘草到，乌梅姜片随。

六神散

言六药治痢之神劲。

> > 六神罂粟殼，甘草共陈青。

> > 梅肉干姜炮，同煎入乳馨。

软红丸

软，柔也，药用油蜡为丸，滋润而软。红，朱砂、黄丹之色也。

> > 软红丸粉霜，巴荳礵乳香。

> > 腻粉续随蝎，丹朱油蜡藏。

---

① 花：原作"华"，据文义改。

敛肠丸

痢则肠滑而不收，故敛之也。

    敛肠罂壳先，榆共木香全。

    榴皮丸炼蜜，再入米泔煎。

玉胞肚

以药贴脐，如胞肚也。

    玉胞肚针砂，矾桂共调胶。

    纸摊脐上贴，太热用衣包。

枳实三百丸

本草云：枳实，破结气，消胀满，去脾经积血，治血痢之药也。三百，举总数，每服三十丸，言十服可以愈疾也。

    枳实三百圆，槐花生五钱。

    同丸皂角刺，下用米汤煎。

荳蔻固肠丸

痢则肠不固，荳蔻涩肠，固而止之也。

    荳蔻固肠丸，砂仁南木香。

    石脂姜厚朴，止痢更坚肠。

黑龙丹

黑龙，猪也。猪为龙象，用黑荳入猪胆中，阴干以治痢也。

奇劲黑龙丹，腊大猪胆寒。

内装雄黑豆，入麝共阴干。

通玄二八丹

二者，芍药、当归、生地、乌梅各五钱，合而为二两也。八者，黄连半觔①也。言药之妙可以通玄也。

通玄二八丹医痢，黄连梅芍归生地。

猪肚盛装韭菜蒸，烂捣乌丸须石器。

顶礼散

以手加额曰顶礼，言疾愈而自贺也。

顶礼散如神，木香草菓仁。

茯苓诃扁荳，罂粟术陈亲。

巴石丸

矾之青黑者为巴石。又云炼矾色如雪，名之巴石。

巴石飞白矾，素春蒸饼丸。

空心米饮下，荤用水牛肝。

断痢散

断痢，止痢也。

断痢蔻丁香，陈皮诃子姜。

罂壳和甘草，同煎乳粟当。

---

① 觔：同"斤"。下同。

泄泻门

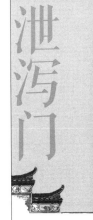

火轮丸

言姜附之热性如火，服之使脾气运动如转轮也。五谷得热则消，而大肠传送亦有常也。

> 附子干姜炮，还将肉蔻煨。
> 同研丸米糊，绝似火轮推。

升阳除湿汤

湿胜则脾胃气虚，不能升上而下流。为泄泻方，用升麻、柴胡、羌活、防风以升其阳气，用半夏、陈皮、苍术、猪苓以除其湿也。

> 升阳除湿汤，益智半柴羌。
> 苍曲陈甘草，苓升麦蘗防。

胃苓汤

平胃五苓二散，合而为汤。（五苓散见前伤寒门，平胃散见后脾胃门。）

百粒丸

每服百丸也。

> 百粒百丸食，丁香姜蘗完。
> 川楜椒附子，醋煮蒜为丸。

九宝饮子

九，药数，能止泻如宝也。

> 九宝青皮朴，陈芪赤茯先。
>
> 木通罂粟壳，粉草共车前。

益胃汤

久泻则胃虚，故用参芪以补益之也。

> 益胃半阵皮，柴升二术芪。
>
> 归芩参益智，甘草枣姜宜。

荳附丸

荳，荳蔻。附，附子也。胃中虚寒，温之以附子，久泄肠滑，涩之以豆蔻。

> 荳附苓阳起，诃矾赤石脂。
>
> 良干姜桂细，龙骨糊丸奇。

实肠散

泄则肠虚，言用药以补而实之也。

> 实肠用砂仁，木香甘草陈。
>
> 苍苓诃荳蔻，厚朴枣姜亲。

大已寒丸

已，止也。脾胃喜温而恶凉，过食寒则必致伤，而成痼[1]冷沉寒之疾。方用荜拔姜桂之辛热，而能大已其寒也。

方名大已寒，荜拔良姜干。

肉桂同为末，还须面糊丸。

厚肠丸

久泄则肠薄，故厚之也。

厚肠白龙骨，附子朴姜陈。

肉蔻同诃子，为丸酒糊匀。

金锁正元丹

锁，五金为之，所以闭固者也。正，真也，泄则真气耗而脾肾俱虚。言药能止泄而锁固其真元之气也。

金锁固精髓，芦巴苁楮子。

龙骨巴戟苓，朱砂破故纸。

四柱散

言四药之能治疾，其功如四柱之支大厦也。

四柱参苓先，木香附子全。

须加姜五片，更少入盐煎。

---

① 痼：日本文化抄本作"病"。

烧胃丸

言附子、姜桂之热，温胃之寒，如火烧之而劾速也。

烧胃朴姜陈，诃皮附茯苓。

桂心甘草碾，醋煮糊丸馨。

梅枣汤

乌梅，味酸而敛肠。大枣，味甘而养脾也。

梅枣二汤玄，乌梅枣肉先。

同咀罂粟壳，每服二钱煎。

羊肉扶羸丸

羊肉和诸药为丸，能止泻而补羸瘦也。

羊肉扶羸蔻木香，附椒神曲白干姜。

焙干四两精羊肉，粟饭为丸下米汤。

坚中丸

坚，固也。言药能坚固肠胃而止泄也。

坚中术蘖连，泻芍蔻陈先。

半夏参苓桂，同和蒸饼圆。

清六丸

六一散加红曲，以清热也。（六一散见暑门。）

温六丸

六一散加干姜，以温寒也。

蒜煮壮脾丸

蒜，辛温开胃，健脾消食。煮烂和药为丸，以健脾也。

蒜煮壮脾丸，苓苍朴附姜。

甘草陈诃枣，川乌蒜煮良。

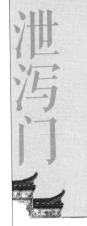

霍乱门

四生散

外有所感，内有所积，阴阳不升降，乖隔而成霍乱。若病危笃，有存胃气一点者，言此药能起死回生也。

四生散更奇，去白用陈皮。

藿香同剉片，煎服不拘时。

止渴汤

吐泻之后，热甚则津液大亡，故烦渴也。以甘淡之药，除烦生津，以止其渴也。

止渴用参苓，门冬蒌葛根。

桔泻和甘草，白汤调蜜吞。

既济汤

既济，坎上离下之卦名也。霍乱之后，阴阳不交，二气乖戾，犹未济也。言用药以和其气，使水火相交而既济也。

既济甘草炙，附半门冬入。

淡竹参引姜，同煎粳米粒。

正胃汤

胃气不正则为霍乱，故正之也。

正胃枇杷叶，朴桂陈皮协。

生姜为引煎，吐利停如摄。

七气汤

七情之气不和，而成霍乱也。

七气多半苓，紫苏朴桂参。

陈皮和芍药，姜枣服空心。

机要浆水散

《机要》①，方书名。浆水，药用浆水煎，取其助胃气也。

浆水立方名，干良姜桂心。

半甘同附子，一饮胜千金。

---

① 《机要》：即《素问病机气宜保命集》。

呕吐门

四君子汤

四药之性，不燥不热，禀中和之气，有化育之功，养脾胃生元气，有诸虚补益之良，故曰君子。

四君子汤通，人参白术同。

茯苓甘草炙，补胃更和中。

玉浮丸

以面和药，入百沸汤煮，使浮起如白玉也。

玉浮二豆蔻，蚕术半姜丁。

槟附参甘草，木香陈蘗星。

助胃膏

呕吐久则胃虚，故用参术以补助之也。

助胃术参陈，缩砂二蔻仁。

木丁香橘茯，炼蜜和均匀。

千转丹

用药熬膏，以槐条搅千转也。

翻胃门

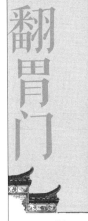

十膈气散

一冷膈，二风膈，三气膈，四痰膈，五热膈，六忧膈，七悲膈，八水膈，九食膈，十喜膈。《阴阳杂合论》云：三阳气结谓之膈。三阳者，阳明大肠，大阳小肠，太阳膀胱也。小肠结则脉燥，大肠结则大便难，膀胱结则津液涸。三阳既结，前后闭涩，下既不通，反而上行，所以饮食不下而为膈。言此方能通治之也。

　　　　十膈气散方，参苓术木香。

　　　　麦芽甘草朴，枳壳桂干姜。

　　　　蓬术三棱曲，诃梨勒共榔。

　　　　陈皮须去白，姜枣点盐汤。

五膈宽中散

一曰气，二曰血少，三曰痰壅滞，四曰寒，五曰热。言药能散胃中滞塞，使饮食流利下行，豁然而中宽也。

　　　　五膈宽中散，砂仁丁木香。

　　　　青陈香附蔻，甘朴引盐姜。

状元丸

言为治膈之首药也。

状元巴豆霜，曲半面雄黄。

滴水丸如豆，还将炒米糠。

太仓丸

指陈仓米而言也。米之味甘淡，能养脾胃，故用以和药也。

太仓丸子方，白蔻信丁香。

砂仁陈米炒，丸汁自然姜。

百杯丸

言服此丸者，饮酒百杯不致醉也，则治胃之功可知矣。

百杯丸蜜用朱衣，丁木干姜棱橘皮。

广茂①缩茴甘草蔻，生姜盐制共为之。

人参利膈丸

方以大黄通利膈间之滞，恐伤元气，故用人参以补之，盖先泄而后补也。

人参利膈丸，枳实霍槟榔。

甘草当归朴，木香酒大黄。

掌中金

言用药末安掌心，舐服之也。

---

① 广茂：一名"蓬莪茂"，通称"莪术"。

掌中金附子，姜汁煮干使。

同碾母丁香，手心将舌舐。

五噎散

寒、热、血、气、痰五者是也。噎，食入而反出也。

五噎枇杷叶，干姜半桔参。

荜澄甘草术，糠蔻木香沉。

干噎妙功丸

不用汤而吞，谓之干噎。妙，功有奇劾[1]也。

干噎妙功丸，桂皮巴豆霜。

朱碯硼益智，糯米糊丸良。

桃花散

方有桃花，因名之也。与伤寒门桃花汤，以色名者不同。

散内用桃花，槟榔硝缩砂。

吴茱汤浸炒，酒服劾堪夸。

正胃散

以牛喉未调陈米饮服。牛属土，治胃从其类也。

---

[1] 奇劾：日本文化抄本无此二字。

瑞香散

瑞香，花名，言药气如之而能开胃也。

> 瑞香散用木丁香，桂术棱槟甘草姜。
>
> 扁豆参苓诃麦蘖，青皮盐酒紫苏汤。

秦川剪红丸

秦川，关中之水也。剪红，药用红罗包线劄①定剪断。服之而有殊劾。

> 秦川剪红丸，莪术南木香。
>
> 贯仲陈干添，槟棱雄大黄。
>
> 糊丸将五十，芜遂巴再方。
>
> 红罗包一粒，共取白汤尝。

嘉禾散

嘉，美也。禾，稼之。总名方有谷蘖，故云。

> 嘉禾即谷蘖，腹子木沉槟。
>
> 薏苡桑皮术，枇杷叶半陈。
>
> 青苓参石斛，白蔻曲砂仁。
>
> 味仲随风藿，丁香甘草亲。

无比丸

言治噎之功，无药可比也。

---

① 劄：同"札"。下同。

无比干姜附，醋烹巴豆研。

泽泻同官桂，和匀炼蜜圆。

生胃丹

用南星以醒胃，用粟米入胃而生谷气，妙用黄土以生胃土也。

生胃丹中土制星，朴沉木术蔻砂仁。

半青曲麦防甘草，粟米丁参谷蘗陈。

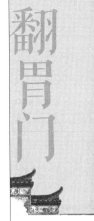

脾胃门

平胃散

《五常政大论》云：土气平曰备，化不及曰卑，滥太过曰敦阜。敦，厚也，阜，高也。胃中宿滞不化，积成痞满膜胀。敦阜之谓也，土味之主，泻苦补甘，故以苍术、厚朴、陈皮之苦以泻之。泻恐太过，用甘草之甘以补之，则敦阜平而备化成，不致卑滥也。备化者，备成天化，万物资生，坤之德也。平胃之义大矣哉。

平胃散和中，茅山苍术功。

广皮川厚朴，国老枣姜同。

补脾汤

脾虚则不能滋养元气，而病之所由生。故用药以补之，使其气平而充实也。气平则能补助胃气，上行津液而归于肺，通调水道，下输膀胱，水精四布，五经并行也。

补脾汤茯苓，干姜草菓仁。

人参甘草朴，白术麦芽陈。

夺命抽刀散

言胃脘痛如刀刺欲死者。药能定痛，如抽其刀而夺回命也。

夺命抽刀散，糯米同石菖。

班猫并巴豆，各炒干姜良。

消谷丸

消化食积也。

方名号消谷，肉蔻青槟曲。

棱陈蘖木香，蒸饼为丸服。

姜合丸

以丸内生姜中，煨而用之，故曰姜合。取姜性热，有开胃健脾之功也。

姜合木丁香，青陈附术姜[①]。

礞砂参朴蔻，丸服火煨良[②]。

小七香丸

七药之中，香药半之。小者，不全之义。

小七香丸名，砂仁益智仁。

甘松甘草术，丁皮香附隣[③]。

大健脾丸

大，丸之大者也，亦言功之大。

---

① 青陈附术姜：日本文化抄本无此五字。

② 丸服火煨良：日本文化抄本无此五字。

③ 隣：同“邻”。

大健脾丸子，胡椒肉菓姜。

茯苓诃子曲，白术木丁香。

荜拔和甘草，人参白蔻将。

麦芽同附桂，厚朴蜜丸良。

扶老强中丸

言药能扶养老人之脾胃，使健旺也。

扶老强中丸，吴茱姜用干。

麦芽神曲炒，梅肉蜜为团。

温胃汤

言温补胃气之虚寒也。经曰：水入于经，其血乃成。谷入于胃，脉道乃行。故血不可不养，卫不可不温。血和卫温，病安从生？

温胃用芪参，姜黄泻蔻陈。

生姜甘草朴，益智缩砂仁。

蠲饮枳实丸

蠲，除也。饮，痰饮也。言能除脾中之痰饮也。

蠲饮枳实圆，陈皮共黑牵。

同丸半夏末，清膈化痰涎。

调中益气汤

调中莫如甘草，益气莫如参芪，中调气益而脾胃自健也。

调中益气汤，甘草共芪苍。

柴橘升麻供，人参南木香。

枳术丸

枳实苦寒而泄痞，白术甘温而补中。白术之多先补其虚，枳实之半后泻其滞，妙用荷叶，包饭为丸，引发生之气上行也。

枳术丸强胃，麸添枳实气。

入术去麸丸，饭加荷叶味。

宽中喜[①]食无厌丸

宽中，开胃也。喜食，好餐也。无厌，不饫[②]也。言胃开而食不厌也。

喜食无厌木香参，术泻砂仁草蔻仁。

枳实麦芽姜半曲，青陈甘草二苓槟。

沉香磨脾散

磨，渐化之也。沉香性温而行诸气，缩砂、荳蔻佐，以磨去脾中之宿滞也。

沉香磨脾散，甘草术蔻参。

乌药砂仁桂，藿檀丁木沉。

---

① 喜：原作"嘉"，据下文改。

② 饫（yù玉）：饱食。

六君子汤

与四君子汤同第①加二药耳。

> 汤名六君子，白术参和枳。
>
> 橘半甘草全，枣姜为引尔。

凝神散

凝，收敛也。神，脏神也。

> 凝神山药同生地，白术甘苓地骨皮。
>
> 扁豆麦门知母粳，人参淡竹枣姜施。

异功散

异，奇也，言药能补胃健脾，理气和中，不燥热，不寒冷，禀中和之气而有殊异之功也。

> 异功参与术，甘草茯苓同。
>
> 药是四君子，脾虚加橘红。

交泰丸

交，谓阴阳升降也。泰，通也。《易》曰：天地交而万物通。方用巴豆霜以通其痞塞，故也。

---

① 第：日本文化抄本作"弟"。

卷之二

交泰参柴术皂姜，川乌紫菀[①]缩砂将。

桂苓苦练椒连朴，知母吴茱巴豆霜。

升阳顺气汤

阳气本上行，爵于下则不能发生。故经曰：下陷者，升之气，上行为顺，下行为逆，故又顺其气，使上行也。

升阳顺气汤，甘草蔻升当。

柴曲参芪半，陈皮蘗引姜。

藿香安胃散

藿香之芳馨，助脾开胃，以安其吐逆也。

藿香安胃散，人参丁橘红。

呕吐生姜妙，和中藿有功。

进食散

脾胃虚寒，饮食则痞塞呕吐，故以甘辛之药，消其宿滞以开胃，则食自能进矣。

进食散丁参，良姜草菓仁。

麦芽甘草半，蔻附朴青陈。

八珍汤

八珍，淳熬淳母炮豚炮牂[②]捣珍渍熬肝肾也，言八药味美

---

① 菀（wǎn 碗）：通"菀"。下同。

② 牂（zāng 脏）：母羊。

如八珍也。

> 八珍汤八药，四物四君同。
>
> 姜枣味甘美，滋荣又补中。

胃爱散

胃喜甘而恶苦药。味甘，故曰爱。

> 胃爱参苓术，芪姜甘草先。
>
> 丁香和肉蔻，白米碾同煎。

谷神丸

谷，药用粳米糊丸，故言谷。神，神曲也。

> 谷神粳米丸，缩参香附糸[①]。
>
> 青陈棱曲枳，蓬术麦芽堪。

---

① 糸：同"参"。

咳嗽门

华盖散

肺居上，为五脏之华盖，邪气入肺，则为热为嗽为痰，故治嗽者先治肺也。

> 华盖用麻黄，杏仁苏子桑。
>
> 赤茯甘草橘，一枣五生姜。

备急五嗽丸

备急者，预备以待急用也。五嗽一曰上气，二曰饮，三曰臊[①]，四曰冷，五曰邪是也。

> 备急五嗽丸，官桂炮干姜。
>
> 皂荚同研末，蜜丸温酒尝。

三拗汤

拗，不顺也。言甘草不炙，麻黄不去节，杏仁不去皮尖也。

> 三拗生甘草，杏仁不去皮。
>
> 麻黄连节用，不制故名之。

---

① 臊（sāo 骚）：鱼腥味。

五拗汤

五药不制，存其悍烈之性，以为劫病之功也。

　　　　甘草桔麻黄，杏仁荆芥芒。

　　　　㕮咀皆不制，五拗故名汤。

百花膏

百，百合。花，欵①冬花也。以蜜为丸可以含化而嗽，故曰膏。

　　　　百花膏子佳，百合欵冬花。

　　　　蜜丸龙眼大，含化嗽尤嘉。

蜡煎散

黄蜡与药同煎，取其润肺也。

　　　　蜡煎甘草桔，五味桑苏叶。

　　　　紫苑欵冬花，杏仁同一贴。

平气散

平，和匀也。火气上炎则烁金而咳逆，散火以平其气，气平则诸疾不作矣，岂但嗽乎？

　　　　平气参芎术，苏归桂茯神。

　　　　芷甘瓜五味，乌药杏中仁。

---

① 欵：同"款"。下同。

苏沉九宝汤

苏沉，二内翰所制之汤，因而名之也。沉，作沈，古字
通用。

> 苏沉九宝汤，陈桂薄麻黄。
>
> 桑杏苏甘草，腹皮葱共姜。

玉液丸

喘嗽干渴服之，如玉液也。一云药白如玉也。

> 奇方名玉液，白矾寒水石。
>
> 半夏同糊丸，姜吞须后食。

钟乳补肺汤

用石钟乳以治咳逆，佐以人参、五味子，以补肺气之不
足也。

> 钟乳补肺汤，门冬五味桑。
>
> 石英参紫苑，官桂欵冬良。

温肺汤

寒邪入肺而咳，用姜桂之辛热，以温散之也。

> 温肺汤甘草，阿胶桂杏仁。
>
> 干姜和五味，半夏细辛陈。

人参养肺丸

人参，入乎太阴经，味甘气温，能补肺气也。

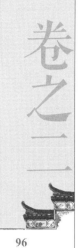

人参养肺圆，皂角杏仁先。

半夏天花粉，芩芪炼蜜全。

人参清肺汤

人参，补上焦之虚，肺气实则自清。

人参清肺汤，知母杏仁桑[1]。

阿胶罂粟壳，地骨草梅将。

温中化痰丸

脾湿动而生痰，言以辛热之剂，散脾中之寒而消其湿，则痰自化矣。

温中化痰丸，二姜良与干。

青陈俱[2]去白，分两一般般。

人参润肺丸

燥淫于内，以辛润之，故用人参、细辛之甘辛，润肺之燥，以止干咳也。

润肺桂人参，欵花甘草辛。

杏仁知母桔，炼蜜作丸新。

---

[1] 苏沉九宝汤……知母杏仁桑：底本在此处有错页，据文义调整至当前位置。
[2] 俱：日本文化抄本作"供"。

96

大降气汤

紫苏子大能降气，下行而不上逆也。

　　　　汤名大降气，归朴苏芎细。

　　　　桔半陈茯苓，前胡甘草桂。

温金散

《内经》云：劳者温之，损者温之。温，补也。肺属金，久嗽则虚。故用人参、甘草甘温之药以补之也。

　　　　温金散杏参，甘草茯神芩。

　　　　桑白防风蜡，麦门冬去心。

宁肺汤

肺因嗽而不宁，言用药除嗽以宁之也。

　　　　宁肺术参当，阿胶芎地黄。

　　　　芎桑甘五味，白茯麦门姜。

利膈丸

言胸膈结痰壅滞，以大黄、牵牛下而利之也。

　　　　利膈半槟榔，牵牛青木香。

　　　　大黄槐皂角，丸面下姜汤。

补肺汤

肺因久嗽而虚，方以阿胶为君，而补益肺气也。本草云：肺虚极损，咳吐脓血，非此不补也。

补肺阿胶苏子陈，青皮甘桔苑砂仁。

菖蒲五味桑皮杏，草菓冬花半细辛。

泻白散

泻，下也。白，肺之色也。泻白者，泻肺中之火也。

泻白瓜蒌实，桑皮甘草炙。

杏仁桔半升，地骨姜煎液。

安眠散

因喘嗽气逆而不得眠，言用药能已喘嗽，使人安眠也。

安眠佛耳好，粟壳陈甘草。

梅肉欵冬花，麦门加蜡导。

通声煎

通声，谓通其声音。煎，煎药也。言肺热咳而声哑，用药化痰清肺，以通其声音也。

通声煎杏仁，菖味细通参。

姜蜜冬花枣，竹茹酥桂心。

清化丸

清，清肺。化，化痰也。

清化须青黛，贝母杏仁配。

砂糖共入姜，饼丸如弹块。

二陈汤

药有六陈，方用橘皮、半夏得其二，故名焉。

二陈汤子中，半夏橘皮红。

白茯倍甘草，姜梅作引功。

驱痰饮子

言驱逐顽痰也。

驱痰饮子灵，半夏天南星。

草菓同甘草，青陈赤茯苓。

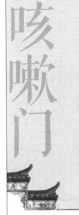

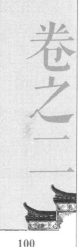

痰气门

四七汤

四,四药,紫苏、厚朴、半夏、茯苓是也。七,七情,喜、怒、悲、思、忧、恐、惊也。言四药能治七情气结之痰也。

> 四七理七气,夏五茯苓四。
>
> 苏二厚朴三,七姜一枣备。

顺元散

顺其元气也。

> 顺元散子名,乌附半南星。
>
> 木香半乌附,煎服入姜灵。

倍术丸

白术为君,倍于他药也。

> 倍术五钱桂,半两干姜配。
>
> 白术一觔投,蜜丸汤饮碎。

破饮丸

痰饮结于胸膈,用巴豆猛烈之气,以开破之也。

> 破饮木丁香,缩椒拔蝎完。
>
> 青皮巴豆炒,去豆煮梅丸。

强中丸

强中，健脾胃也。中气虚弱，不能运化，则痰饮留滞。言用药以强之，则气运化而痰自清矣。

> 强中半夏强，更用干良姜。
>
> 青陈二皮碾，姜汁面丸良。

分涎方

分，开散也，言能开散胸膈之痰涎也。

> 叶氏分涎方，南星用炮香。
>
> 半参陈苦梗，枳实共煎姜。

吴仙丹

吴，吴茱萸。仙，茯苓也。陶隐居云：茯苓通神致灵和魂炼魄，上品仙药是也。方惟吴茱萸、茯苓，故名焉。

> 吴仙入选方，吴茱须泡汤。
>
> 茯苓各等分，蜜丸吞酒浆。

暖胃丸

用硫黄大热，以温散胃中之冷饮也。

> 暖胃用硫黄，茴香丁木香。
>
> 白矾同半夏，丸面汁须姜。

海藏五饮汤

海藏，王好古之号。饮，痰饮也。一留饮在心下，二癖饮在胁下，三痰饮在胃中，四溢饮在膈上，五流饮在肠间。治饮之方，好古所制，因名之也。

　　　　海藏五饮猪苓茯，覆花芍术朴人参。

　　　　前胡泽泻陈甘草，枳实生姜半桂心。

三仙丸

三，谓南星、半夏、香附子也。仙，谓星半为曲，香附炒去毛，皆脱其本性而用之，如人之脱凡而仙也。

　　　　三仙名脱俗，半夏南星曲。

　　　　香附入同研，面丸姜引服。

沉香和中丸

沉香能散滞气，用引诸药以和中也。

　　　　沉香和中圆，榔沉木黑牵。

　　　　陈青礞滑石，芩壳大黄宣。

葛花解酲汤

葛花，消宿酒，止痰逆也。

　　　　葛花解酲汤，橘泻茯猪姜。

　　　　白蔻参砂曲，青皮术木香。

牛黄通膈丸

牛，牵牛。黄，大黄也。痰喘积聚，用以通膈也。

　　　　通膈牛黄方，黑牵头大黄。

　　　　木通丸和水，喘用桑皮汤。

尅痞丸

尅，伐也。痞，塞，不通也。

尅痞用干姜，小茴丁藿香。

茯苓官桂桔，甘草面丸良。

豁痰汤

豁，通也，开也，痰结则豁而开通之也。

豁痰羌活星，厚朴半人参。

枳实陈甘草，柴胡苏叶芩。

礞石滚痰丸

礞石、大黄並用，下痰之神药也，滚转而下之也。

大黄八两蒸，等分入黄芩。

一两硝礞石，香加半两沉。

化痰铁刷丸

铁，黑金。刷，拭也。铁性至坚，以之刷物，无有不去。药能化痰，如铁刷之刷物也。

化痰铁刷方，皂角半生姜。

白附矾寒水，碙砂轻粉霜。

紫金散

药用火炒，色如紫金也。

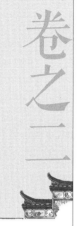

　　　　紫金甘草矾，梅肉共天南。
　　　　炒紫研为末，匀调蘁汁①含。

黑金散

言猪蹄甲、南星、冬花，火煅如铁色也。

　　　　黑金猪蹄合，共煅天南星。
　　　　冷入冬花末，同研脑麝馨。

青金丹

青，青黛。金，蜡色黄如金也。又名甲乙饼。甲乙，东方木，以杏仁、柿饼而言也。

　　　　青金黛杏仁，如弹蜡丸成。
　　　　柿饼包煨出，含溶下饮清。

凤髓汤

用松子仁、胡桃肉入熟蜜汤饮之，如凤髓之稀有也。

　　　　奇名凤髓汤，松子胡桃肉。
　　　　炼蜜拌和匀，白汤随点服。

小胃丹

治胃中之积痰，药丸如麻子，故曰小。

　　　　丹名为小胃，黄蘗和甘遂。
　　　　大戟大黄芫，粥丸麻子类。

---

① 汁：日本文化抄本作"引"。

喘急门

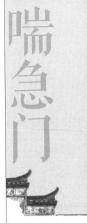
千缗①汤

缗，贯钱索也。宋徽宗有宠妃苦痰喘，召医官李子先，药之不効。诏下西台，三日不愈，当诛之。子先归与其妻相对泣，忽门外有人云：十文一贴，痰喘便绝。乃邀入，与之言曰，若验不特十文当曾千缗。一云沈与宗待制病喘不能卧，有客见之曰，我曾患此，得良药一服，瘥，我以千缗酬之，因名焉。

千缗获报即名汤，半夏还加一块姜。

皂角炙同甘草节，给囊盛水里煎良。

玉芝丸

治肺药也，道家以肺为玉芝。一曰星、半、茯苓、白矾，色如玉芝也。

和剂玉芝名，参矾薄茯星。

各研三十两，半夏倍无零。

一捻金

以指捻末药也。

---

① 缗（mín 民）：古代穿铜钱用的绳子。

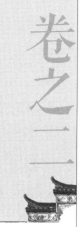

方名一捻金，知贝二母跟。

巴豆去油碾，加姜细嚼吞。

二贤汤

言橘皮、甘草去病之能，如二贤也。

二贤汤饮名，四两橘皮君。

十钱甘草辅，功劲绝超羣[①]。

快活丸

言病去身安而心悦乐也。

方名快活安，桔半桂须官。

枳壳同研末，姜煎面糊丸。

焚香透膈散

用药焚于香炉内，吸其烟入胷膈，以定喘也。

焚香透膈散，佛耳草鹅管。

雄末欵冬花，烧烟入喉脘。

天仙二母膏

二母，知母、贝母也。天仙，言其药之神也。

---

① 羣：亦作"群"。

天仙二母分知贝，甘草麻黄葶苈会。

桔杏冬花梅肉参，蜜丸形若樱桃大。

四磨汤

言四药以磨汤而服之也。

四磨参用先，乌药槟榔肩。

更取沉香共，浓磨药水煎。

白云换肺丸

方用寒水石、明矾、半夏，色如白云换易之也。一云白
云，制方之人号也。

白云换肺丸，姜汁糊和团。

半夏明矾末，冬花水石寒。

八仙丸

言八药治喘之灵，以此八仙也。

八仙丸八药，枣煨巴豆剥。

星半欵冬花，杏仁甘皂角。

化痰玉壶丸

玉壶为器，清可彻底，言药能化痰，而使肺极清也。

玉壶化痰名，半夏天麻星。

白面和丸煮，丸浮姜引经。

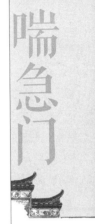

透罗丹

言药到病脱，如透过罗网。

透罗西夏传，皂半同黑牵。

巴豆大黄杏，姜丸汁自然。

五套丸

五，参伍。套，错综也。参伍错综，言其制也。

五套木陈丁，干良姜术苓。

南星青半夏，曲蘖糊丸灵。

皱肺丸

皱，收敛之貌。肺胀则喘，用羊肺煮烂，捣膏为丸，以肺敛肺，同类相求也。

皱肺芄阿紫苑茸，贝知百部欸冬从。

杏仁羊肺同泔糯，煮碾成膏入药舂。

水玉汤

半夏，一名水玉也。（上用半夏三钱，姜十片，水煎服。）

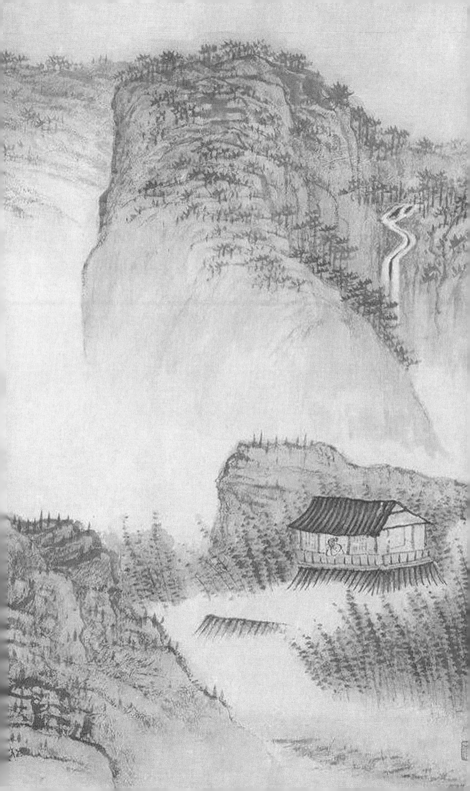

丹溪曰。众人病一般者，此天行瘟疫也。盖取瘟疫之义，疼劳辛苦，此虚宜补也。赤肿为疖，此为疮科，赤自内出，此为丹毒。凡看瘟疫者，须看舌苔黄赤里，断纹。俱是挟热症，则又下之类矣。又有硬血丝状，其舌青滑紫黑，乃热极之症，此人手

心火。此法若有诸毒气不利者，宜苦以泄之，宜调中和血。既自有硬血分，宜用桃仁承气汤去枳朴，加紫苏即愈。若小便不利，宜五苓散。

五苓散。宜小便自利，则是挟热煎消，则又下血之类矣。

蓋小便自利者，宜下血之类矣。凡初得病一二日，有长证。自头至足发热，一二日不解，宜发汗，宜麻黄汤、葛根汤。五七日不解，宜大承气汤。

去人参者，此法治病主毒气初得病一二日，见太阳症便泻泻泻也。宜白虎汤，白虎亦可用。若不渴者不宜用白虎汤，又只见太阳症，宜小柴胡去半参合四苓散或香薷饮。

五苓散。自汗太甚者亦宜用白虎汤。瘟疫有气盛血虚，宜人参白虎汤。

此法宜大柴胡汤。胃火。宜加味白虎汤。温热为肿。酒蒸大黄。瘟疫为邪所谓阳明也。胸满白虎汤。见其肿庄何邪令，随经治之。阳明无邪，初看未知

小柴胡、防风通圣散加减用之。羌活、荆芥、桔梗、恶由小红豆行皮肤之分。盛年之外。凡斑疹两齐而并出者，身发冷汗，此是阳明胃热火极。虑宾相火而为虐也。

此其斑疹并出者，当视其肿庄。小儿斑疹并出。凡看斑疹者，当视其肿庄何邪令，随经治之。大抵此症有背阳。阳明发斑兼疹。有时候红赤，为瘟疫之毒入胃，则中胃火亦息。有热极大便不下者，则中胃主两血，胃热被下则胃火亦息，二

则少阴则助相火而成疹，卫入少阳则助心火而成疹。此以斑疹者，胃烂也。九死一生。又云：斑如锦纹，点大而赤者，此系元当慎之。或谓古云：斑属风兼瘾，疹属热兼虚。盖斑有春发而血不外游，此皆难治。瘟疫有血虚，则现微红，此胃气少虑，若内热极少，又内瘾当辨别。一身之火将行于外。

又云：紫黑者胃烂也。黄胃热被下则胃火亦息，二

诸气门

神仙九气汤

神仙，言药之灵验也。九气，怒、喜、悲、恐、寒、暑、惊、思、劳是也。故怒则气逆，喜则气和，悲则气消，恐则气聚，寒则气收，暑则气泄，惊则气乱，思则气结，劳则气耗。气，一也，因所触而九也。

神仙九气汤，香附共姜黄。

甘草平研末，盐煎调服良。

和气散

调和七情郁结之气也。

和气炒茴香，青陈香附苍。

良姜甘草桂，桔梗下盐汤。

养正丹

正气微则邪气乘间而入，言用药以养其正气也。

养正补天真，铅溶入水银。

更下朱硫搅，丸须糯糊亲。

七气汤

治七情之气为病也。

七气用人参，半甘肉桂心。

姜煎乘热服，蠲痛免呻吟。

神保丸

言药之效如神保全也。

神保丸全蝎，胡椒南木香。

朱衣丸用饼，先拌有巴霜。

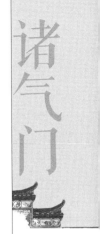

分心气饮

忧愁思虑过多，则气结于心膈，以为痞满噎塞。分者，分开心膈郁结之气也。

分心气饮中，芍桂茯陈通。

大腹羌苏半，青桑甘草同。

盐煎散

盐少许同煎，能引诸药入足少阴经，以除冷气也。又盐味咸，能软坚。

盐煎散内麦牙槟，羌朴砂仁草菓仁。

肉蔻芎姜苍茯壳，茴香甘草荜澄陈。

鸡舌香散

言药之气如鸡舌香也。

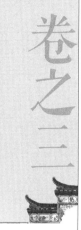

散名鸡舌香，香附桂良姜。

赤芍和甘草，天台乌药良[①]。

异香散

诸香皆能散气。言异者，赞劾之奇也。一云药气之香，异于常也。

异香益智仁，莪术朴青陈。

莲肉棱甘草，枣姜盐引神。

酴醾[②]丸

言药之气味如酴醾酒也。

奇劾酴醾丸，姜黄丁木香。

甘草和丸蜜，含津下白汤。

三香正气散

丁香、木香、香附也。

三香正气木丁皮，益智蓬莪香附随。

乌药缩砂陈厚朴，干姜甘草枣姜宜。

化气汤

药用沉香以化气也。

---

① 乌药良：日本文化抄本无此三字。

② 酴醾（tú mí 途迷）：酒名。

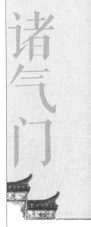

化气沉茴与木香，砂仁莪术共干姜。

胡椒甘草青陈桂，姜引丁皮苏叶汤。

越鞠丸

越，发扬也。鞠，郁也。言药能发扬郁结之气也。

越鞠丸苍术，曲芎香附栀。

能开诸郁结，千载忆丹溪。

三白散

白牵牛、白术、桑白皮也。

三白白桑皮，白牵白术随。

陈皮须去白，姜引木通奇。

蟠葱散

蟠，曲而回转也。葱，能通气。用蟠入药为引，以治气也。

蟠葱槟桂延胡索，苍术干姜甘草烙。

棱茯丁皮青缩砂，蓬莪葱白连根著。

手[1]拈散

言治心脾气痛，效速如手取之也。

手拈百选方，草菓玄胡索。

温酒调三钱，五灵加没药。

五香蠲痛丸

丁、沉、木、乳、藿五香，能散气而蠲除诸痛也。

五香蠲痛黑牵㟠，木藿丁沉共乳香。

棱桂陈青蓬术壳，吴茱面糊作丸藏。

玄附汤

玄胡索、附子也。

玄附济生方，五钱生木香。

炒玄胡炮附，各两引煎姜。

复元通气散

复，返之也。元，元气也。元气复，则通而不滞也。

复元通气散，玄胡木茴香。

山甲陈甘草，牵牛用白良。

匀气散

匀，齐也。气有偏胜则病，故用药以匀之也。

匀气散方良，丁檀藿木香。

砂仁和白蔻，甘草入盐汤。

流气饮子

气凝则病，言药能和诸气，流行无所滞凝也。

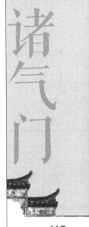

流气饮中归芍芎，青陈甘草半防风。

木香枳桔苓乌药，腹子芪苏姜枣同[①]。

集香散

香性善走，能散滞通结气，故聚以为丸也。聚香饮子义同。

    集香丁木香，香附蔻姜黄。

    甘草缩砂末，同丸入麝良。

    聚香饮子方，丁木沉檀香。

    乳藿桔甘桂，川乌玄索姜。

失笑散

言病忽除不自知其笑也。

    三因失笑散，却用五灵先。

    醋共蒲黄煮，成膏入水煎。

神砂一粒丹

朱砂外包八石，内含金精，禀气于甲，受气于丙，出胎见壬，结块成庚，增光归戊，阴阳升降，各本其原，有至圣至灵之性，故曰神药。以砂为衣，每服一丸，故名也。

    神砂一粒丹，附子郁金完。

    共碾陈皮末，朱衣醋糊丸。

---

① 苏姜枣同：日本文化抄本无此四字。

升降气六一汤

藿香能上升，香附能下降。六一者，香附六而藿香一也。

升降六一方，一停干藿香。

香附六停炒，同研点白汤。

抑气汤

抑，抑而下之也。经曰：高者抑之。此之谓也。

抑气炒香附，陈皮甘草助。

白汤调二钱，气下须无虑。

撞气阿魏丸

撞，击也。气结痞块，痃癖刺痛。阿魏能击散气块痞积，故用为君以撞气。

撞气朱衣阿魏圆，生姜四两用盐醃。

青陈茴缩椒甘桂，芎芷丁皮蓬术添。

推气丸

推，荡也。以大黄、牵牛推荡大肠之气秘也。

推气大黄陈，牵牛枳实槟。

黄芩姜汁拌，丸糊効通神。

皇甫真人一块气

气积结成一块，言方能治之也。以皇甫真人名者，方其所制也。

真人一块气，麦蘖同干添。

皂角木丁香，青陈槟枳实。

丁皮姜大黄，卜子棱莪术。

甘草牵牛头，砂仁糊丸毕。

启中丸

启，开也，通也，言能开通脾中之积气宿食也。

圣惠启中名，牵牛半熟生。

青皮煨广茂，半夏醋丸成。

七情饮

能治七情之气为病也。

七情紫苑半团参，百合冬花共细辛。

甘草天门胶五味，经霜桑叶杏中仁。

引气丸

言用大黄、牵牛、巴豆引气下行也。

引气五灵安息砂，没牵大戟去油巴。

斑猫白芥牛黄麝，乳糯同丸大若麻。

万和散

极言其调气之功多也。

万和茴卜子，甘桔莪牵芷。

桂术蘖姜陈，三棱煨湿纸。

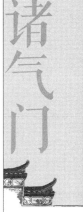

赚气散

赚，错也，气错杂而不合，言用药以和合也。

　　赚气用三棱，木香莪术承。

　　剉煎同枳术，调气此方能。

三和丸

和三焦之气不和也。

　　三和枳实木香丁，沉藿牵牛赤茯苓。

　　白蔻蓬莪槟白术，桂苓卜子半陈青。

紫沉通气汤

紫，紫苏。沉，沉香也。气有郁结壅滞者，药能通之。

　　紫沉通气木沉香，枳壳陈苏赤茯桑。

　　国老门冬荆芥穗，干姜芪薄味槟榔。

诸虚门

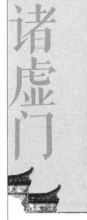

大造丸

大造者，天地生成之谓，言药能补损填虚，大生血气，如天地之造就也。

大造河车杜仲参，败龟牛膝地黄生。

麦门五味天门檗，酒糊为丸修制精。

补天丸

《内经》云：天不足西北。西北，阴方也，阴有所不足，以此补之。或云药用紫河车，补天元一气也。

补天龟檗嘉，杜膝紫河车。

陈皮丸酒糊，姜味按时加。

交感丹

茯神有阳中之阴，香附血中之气，阴中有阳，阳中有阴，阴阳交感而气血和，故曰交感。

効验方名交感丹，一觔香附炒令黄。

四两茯神同碾末，蜜丸细嚼下陈汤。

天王补心丹

《中南山记》云：宣律师[1]诵经劳心，毗沙门天王[2]献此方也。

> 天王补心神，酸枣仁柏仁。
>
> 五味苓同桔，玄丹参并人。
>
> 麦门冬远志，生地共归身。
>
> 丸蜜朱砂裹，煎汤竹叶新。

三建汤

附子、川乌、天雄，性燥而悍烈，乃雄健之药也。又陶隐居士云：三种本出建平，故谓之三建。

> 三建立汤奇，生姜作引资。
>
> 天雄乌附子，俱炮去脐皮。

十全大补汤

言十药俱全，而能大补诸虚也。

> 十全大补汤，熟地参苓当。
>
> 芍桂芎甘草，术芪加枣姜。

无比山药丸

本草云：山药补虚羸，益气强阴，轻身延年，故云无比。

---

① 宣律师：即道宣律师，开创中国南山律宗。
② 毗沙门天王：藏传佛教与汉传佛教所共同推崇的财神护法。毗，同"毗"。

无比丸中山药戟，苁蓉五味山茱膝。

兔丝泽泻茯苓杜，熟地石脂丸炼蜜。

安肾丸

诸虚因水不足，安肾者，滋益其水也。

安肾桃仁戟蒺藜，苁蓉故纸术乌齐。

桂心薢斛同山药，炼蜜为丸温酒齐。

双和汤

言用黄耆、甘草以和气，当归、川芎以和血也。

双和汤芍药，熟地共芎归。

甘草参芪桂，枣姜煎莫违。

威喜丸

《抱朴子》云：松脂入地千年为茯苓，又千年为琥珀，又千年为石胆，又千年为威喜，佩之辟兵，食之令人长生。方独用茯苓，故名威喜也。

威喜茯苓之别名，猪苓同煮去猪苓。

蜡溶入末丸如弹，细嚼津吞劾有灵。

鹿茸四勖丸

鹿之精力在茸。四勖者，八药各半勖也。

鹿茸四勖圆，杜仲兔丝研。

熟地天麻膝，木瓜苁肉全。

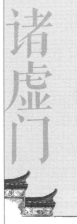

人参养荣汤

人参补气，言养荣者，气盛则血生也。

人参养荣汤，芍桂术陈当。

味志苓甘草，参芪熟地黄。

水中金丹

纯阳真人云：箇[①]箇觅长生，根元不易寻。祖师亲有语，一味水中金。又云：到底根元是何物，分明只是水中金。坎卦属水，中得乾金之爻。人之肾属水，中藏真阳之精，即根元也。若能保之，可以长生也。

水中金丹黄狗肾，木乳茴香龙骨称。

茯苓阳起骨碎全，杜仲青盐丸面胜。

九子丸

九，阳数也，以阳而补阳也。子，言茴香、蛇床、车前，皆用子也。

九子肉苁蓉，仙茅茴鹿茸。

巴戟蛇床续，车前远志逢。

固阳丹

固守其阳精而不泄也。

---

① 箇：同"個"。下同。

回阳丹子奇，龙骨补骨脂。

川乌川楝^①子，黑附舶茴宜。

玉锁丹

言秘精之固如锁也。玉，美之也。

玉锁固精牢，乌梅芡实高。

龙骨莲花蕊^②，丹成山药膏。

还少丸

还少，返老还童之义也。

还少丸中楮实菖^③，山茱巴戟味茴香。

杜苓远志干山药，枸膝苁蓉熟地黄。

茸珠丸

一名斑龙丸。茸珠，谓鹿角新出之茸似珠也。鹿有角而斑类龙，故又名斑龙也。歌曰：尾闾不禁沧海竭，九转还丹都谩说，惟有斑龙顶上珠，能补玉堂关下血。

斑龙鹿角霜，熟地浸蒸干。

栢子和丝子，鹿胶酒煮丸。

----

① 楝：原文作"練"。下同。

② 蕊：同"蕋"。下同。

③ 菖：日本文化抄本作"葛"。

斑龙二至丸

夏至一阴生鹿薢①角，冬至一阳生麋薢角。方用二角，取二至之阴阳，以生血气也。

斑龙二至鹿麋霜，天麦门冬生地黄。

知母檗皮归白茯，何乌炼蜜酒盐汤。

八仙丸

八，药数也。仙，言饵之可以延年也。

八仙苁木瓜，牛膝附天麻。

茸麝当归碾，蜜丸良可嘉。

三②仁五子丸

三仁，谓栢子仁、酸枣仁、薏苡仁也。五子，谓兔丝、五味、枸杞、覆盆、车前子也。

三仁酸枣栢薏苡，五子覆丝车味杞。

乳沉苁戟鹿茸归，白茯地黄丸蜜是。

未病莲心散

《内经》云：圣人不治已病治未病。

未病莲心散，参芪芷术当。

曲苓甘草味，薏苡木丁香。

---

① 薢（xiè 泄）：传说中一种上古神兽，似鹿似羊，独角，可辨是非曲直。
② 三：底本、日本文化抄本均做"二"，据下文改。

百合干姜杏，葛根山药桑。

半莲和扁荳，桔梗枣生姜。

土丹

脾胃属土，言药能补之也。

土丹五味杜防苓，百部苁蓉戟栢仁。

远志蛇床同枸杞，兔丝山药蜜丸新。

中丹

脾胃居中。本草云：黄芪补中。故用之以为君。

简易是中丹，芩芪白茯安。

川椒同研末，粟米饭为丸。

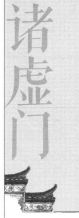

小丹

肾极在下，故言小补下元也。

小丹钟乳粉，熟地戟天雄。

五味蛇床桂，山萸栢子苁。

覆盆苓远志，丝子续天冬。

泻斛参山药，菖蒲杜仲逢。

黑丸

乌梅膏为丸，其色黑也。

黑丸见济生，酒蒸鹿茸熟。

当归洗去泥，丸煮乌梅肉。

玉关丸

闭固玉关之精也。

> 玉关丸五味，栢子兔丝芪。
>
> 巴戟归沉杜，苁蓉斛膝随。
>
> 茯神茸远志，附子共砂宜。
>
> 纳入宣瓜内，蒸膏杵作泥。

秘精丸

龙骨、石脂，涩精而秘藏也。

> 秘精丸牡蛎，龙骨桑螵贵。
>
> 韭子白石脂，丝苓兼五味。

二母汤

二母，知母、贝母也。

> 二母贝知母，甘草甜葶偶。
>
> 半夏橘红姜，秦艽杏核剖。

敛阳丹

收敛阳气而固精也。

> 敛阳钟乳金铃子，茴木沉香附鹿茸。
>
> 桂蔻骨脂阳起戟，芦巴砂膝共苁蓉。

双补丸

言用当归、地黄以补血，人参、黄芪以补气也。

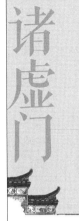

双补归苓熟地黄，参芪薏苡麝沉香。

覆盆斛泻苁瓜味，丝子朱砂鹿角霜。

温肾散

肾虚则寒，故温补之也。

温肾川巴戟，茯神甘草膝。

麦门熟地苁，杜味干姜匹。

丙丁丸

丙丁属火，补心药也。

丙丁丸性热，乌附沉香烈。

益智芍当归，朱衣丸糊歠。

四精丸

言白茯苓、秋石、石莲肉、芡实，四者皆补精之药也。

四精丸内收，秋石水鸡头。

茯苓石莲肉，同蒸枣肉修。

瑞莲丸

方用莲实，用之有奇劲，故曰瑞。

骨脂须炒地黄蒸，莲肉还和猪胃烹。

枸杞去枝同五味，制全苍术瑞莲名。

人参固本丸

人参能补五脏，益元气。元气者，身根本也，故曰固本。

固本用人参，门冬两去心。

更加生熟地，丸蜜大滋阴。

鸡清丸

以鸡旦清为丸也。

独活共茵陈，同研入谷精。

更加川续断，丸引用鸡清。

补中益气汤

言黄芪补中气之虚损，人参益元气之不足也。

补中益气汤，参术升麻当。

甘草柴芪橘，东垣滋补方。

双芝丸

道家云：两肾为双芝。益肾之药也。

双芝苁膝麝沉香，茯仲参芄熟地黄。

薏味覆盆山药兔，瓜麻芪斛鹿麋霜。

十精丸

十精言巴戟天之精，人参药之精，菊花日之精，白术月之精，肉苁蓉地之精，五加皮草之精，石斛山之精，栢子仁木之精，兔丝子人之精，鹿茸血之精也。

十精天戟地苁蓉，日菊人丝血鹿茸。

月术草加山石斛，药参木柏蜜丸供。

又方：

十精远志茯青盐，故纸山萸归膝兼。

益智石菖丝子末，丸和面糊豕腰添。

地仙散

《参同契》云：地仙不离乎地，服饵金石草木，迁居于山，可延年驻世。名之者，祛病益寿也。《日华子》云：地仙苗即枸杞也，因用其根，故名地仙。

地骨名仙散，参防甘薄荷。

生姜淡竹叶，退热起沉疴。

水芝丸

水芝，莲花也。

丸名号水芝，莲实须去皮。

酒浸烹猪胃，烘干酒下宜。

心肾丸

心属火，火降则血流通。肾属水，水升则生津液。

心肾丸中熟地春，黄芪山药远苁蓉。

兔丝五味归龙骨，牛膝参苓附鹿茸。

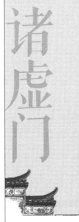

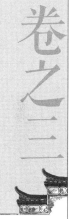

天真丸

天真，精气也。人赖精气以生，故谓之曰天①年。言药能补之以延天年也。

> 天真用肉苁，山药归天冬。
>
> 羊肉包前药，麻缠煮酒浓。

灵芝丸

王充《论衡》云：芝生于土，土气和，故灵芝生。方用苍术以和脾土，故称灵芝也。

> 灵芝苍术用茅山，计日依方浸米泔。
>
> 干晒去皮舂木臼，和蒸枣肉作丸啖②。

抱婆丸

言光③人阳虚而衰，用药补之，则精盛而可以近女色也。

> 抱婆泔浸茅山苍，附子川乌南木香。
>
> 同研天麻丸酒糊，轻腰健骨更坚阳。

既济丸

升水降火之谓也。

---

① 天：日本文化抄本无此字。

② 啖（dàn 淡）：吃，或给别人吃。

③ 光：日本文化抄本同，但有旁注"老"，可参。

　　既济鹿茸君，苁蓉附茯神。

　　酸仁和枸杞，熟地共归身。

　　山药川牛膝，沉香栢子仁。

　　远志同甘煮，为丸枣肉新。

老奴丸

因老奴服之有効而名耳，事出《奇効良方》。

　　老奴沉木母丁蜘，萆薢澄茄补骨脂。

　　韭茯蛇床丝子蝎，木通牡蛎远灵脾。

　　灯心马蔺桑螵漆，巴戟苁归熟地随。

　　龙骨山茱合桃肉，大茴车子紫稍宜。

延生护宝丹

人有三宝，血、气、精是也。护之则可以长生，损之则致夭剳①。

　　延生护宝兔丝苁，龙骨桑螵韭鹿茸。

　　木乳麝丁莲实蕤，芦巴床子晚娥从。

真人换白丸

言药能转白发为黑也。

　　真人换白萆澄茄，苣胜旋花甘菊花。

　　桂膝茯苓莲旱草，覆盆白芷蜜丸嘉。

---

① 夭剳：遭受疫病而早亡。

驻春丹

言药能驻其容颜而常春也。

却拌面苓如臂大，火烧令熟服延年。

驻春白面茯苓研，先取椒参盐共煎。

应验打老儿丸

薛公出使经泥川，见妇人捆一老者，怪而诘之，曰：妾之子也。曰：汝年几何？曰：百六十有七岁矣。夫妇垂老而无子，向得异人授以药方，服之期年而生此子也。薛讶之，既而曰：方得闻乎？妇遂授之。

打老儿丸玄又玄，薛公事跡更茫然。

温凉寒热般般有，用检原方不尽编。

三仙丸

歌曰：一乌二术三茴香，久服令人寿命长，空心温酒盐汤下，谁知世上有仙方。又云：苍术名仙术，故言仙也。

丸子号三仙，川乌炒去盐。

茴香制苍术，酒煮糊丸黏。

犊髓①全阳膏

用犊髓和药，以其精气全而能补也。

---

① 髓：日本文化抄本作"体"。

犊髓全阳奇劲膏，犊牛开洗用挦①毛。

芪陈姜桂椒甘草，盐酒同锅火慢熬。

三才丸

三才，天、地、人也。方有天冬、地黄、人参，故名也。

三才天地人，门冬生地参。

和丸蒸枣肉，补血更滋阴。

大金液丹

言硫黄火炼，其液如金也。

金液硫黄共鹿茸，川乌附子配天雄。

鹿霜牛膝苁蓉肉，鹿角胶丸救急功。

太乙丹

萧吉《五行大义》云：乙宫，其神太乙，其星天逢，其卦坎，其行水。名之者，言其药能固肾水也。《灵枢经》曰：太乙者，水之尊号也。

太乙莲花蕊，鸡头龙覆盆。

蒺藜煎入蜜，千杵作丸吞。

虎潜丸

修真云：不学道者，龙常出于水，龙飞而汞轻。虎常出

---

① 挦（xián 闲）：扯，拔（毛发）。

于火，虎走而铅①枯。虎潜者，伏火而滋阴也。一云方用虎胫骨。虎者，阴也，虎啸则风生。风者，阳也，以其骨能追风定痛，此阴出阳藏之义也。况虎一身骱节力气，皆出前足胫中，以其性气藏焉，所以名虎潜也。

> 虎潜胫骨芍参当，枸膝芪龟熟地黄。
> 杜味兔丝山药檗，骨脂同研锁阳将。

仙传草还丹

此翊圣真君降授张真人之方，故谓之仙传，非金非石惟草药饵。

> 仙传草还丹，远志骨脂菖。
> 熟地和牛膝，骨皮丸糊良。

六和丸

六，药之数。和，和血气也。

> 六和熟地补骨脂，丝子同将酒浸齐。
> 九曝九蒸加白茯，胡桃山药捣如泥。

天一丸

天一，生水补肾药也。

> 天一丸中五味知，茯苓参檗地黄归。
> 芪连天麦门冬共，山药同丸砂作衣。

---

① 铅：日本文化抄本作"鈆"。

痨瘵门

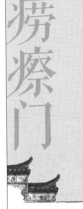

太上混元丹

太上，先天之谓。混元，混沌之始，胎未成形而胞生焉，名曰混沌。皮药用紫河车，取混元之真气以补痨损也。

太上混元丹，乳沉安息香。

参朱苏白茯，初产紫河良。

神授散

神人所授之方也。

神授三因散，川椒择口开。

炒之令汗出，为末米汤催。

将军丸

将军，大黄之号，言其力猛如将军也。

将军是大黄，管仲麝槟榔。

鳖甲雷芜皂，桃仁安息香。

清骨散

清去骨蒸之热也。

清骨用柴胡，芫防生地俱。

胡连参熟地，赤茯并鸡苏。

十灰散

以十药烧灰，治呕血也。血色红，以黑止之，水克火也。

十灰茅茜栀，二蓟牡棱皮。

侧柏同荷叶，大黄藕墨随。

太平丸

病去身安如太平也。

太平二母二门当，二地冬花墨麝香。

薄桔连胶敲杏核，蒲黄丸和白蜂糖。

白凤骨

用白凤头鸭为之，故名也。

凤膏平胃散参苓，白鸭先创血酒吞。

药末尽装空枣实，枣填鸭肚酒同燔。

愚鲁汤

柴也愚，参也鲁。药用柴胡、人参，假以名方，借言以之戏之耳。

柴胡柴也愚，人参参也鲁。

姜枣引同煎，汤灵通孔父。

绿云丸

用铜绿和丸，色如绿云也。

绿云用铜绿，槟榔附南木。

碙砂舶上硫，酒糊为丸服。

玉龙膏

言药色如玉也。龙，亦通灵之义。

玉龙赤茯虎头当，生地朱蒿鳖豉椰。

地骨柴参苁蛎术，木香梅枳杏仁良。

小品汤

药有三品，此言其小也。

小品芍参芪，茯苓同桂皮。

当归甘草半，姜枣共煎宜。

离珠丹

离，为火。离珠，火珠也。药以朱砂为衣而形类之，火性热。珠体圆而走下。因以治下焦之虚寒，故名也。

离珠巴戟薢，杜缩胡桃仁。

故纸诃龙骨，朱砂衣裹新。

冷汤饮

沉香、附子，辛热之药，露一宿而冷饮，热因寒用也。

诸劳寒热冷，附子沉香等。

同煎露一霄，故名冷汤饮。

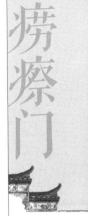

瑗玉膏

《山海经》云：密山之上，丹水出焉。其中多白玉，是为玉膏。其源沸汤，其味乃香。君子服之，以御不祥。言药功劾相类，色味相同，故名之也。

瑗玉生黄汁，参苓术入糖。

贮瓶桑木煮，沉井作膏良。

五蒸汤

五蒸，五脏之蒸也。一心蒸血脉，二肝蒸筋甲，三脾蒸肌肉，四肺蒸皮毛，五肾蒸骨髓。言药能通治五藏之蒸热。

五蒸生地参，知母葛根芩。

竹叶苓甘草，石膏粳米心。

子灵散

心神，丹元，字子灵。

子灵白茯先，桔梗芍丁肩。

诃子羌甘草，银环葱白煎。

含明散

肝神，龙烟，字含明。

含明参石膏，知母炒秦艽。

茯苓甘草末，葱白共煎胶。

宠[1]停散

脾神，常在，字宠停。

> 宠停白药参，甘草桔苓丁。
>
> 共碾诃皮末，同煎入蜜馨。

虚成散

肺神，皓华，字虚成。

> 虚成枳茯当，甘草芍麻黄。
>
> 胡索茴芫末，银环点蜜汤。

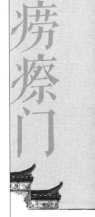

育婴散

肾神，玄冥，字育婴。

上五散[2]，治五脏之蒸，因五脏神之名而名之也。

> 育婴附木香，香附茯苓良。
>
> 白蒺同甘草，葱煎更入姜。

再生丹

再生，犹死而复生也。

> 再生丹用两茴香，山甲沉香并木香。
>
> 通草红花灯草蝎，水通甘草共槟榔。

---

① 宠：同"魂"。下同。
② 上五散：即子灵散、含明散、魂停散、虚成散和育婴散。

神効太乙丹

陈藏噐云：太乙，道之宗源。太，大也。乙[①]，道也。大道之师，即理化神君禹之师也。师常服余粮，故有太乙之名。方用禹余粮，故名之也。

神効太乙丹，醋淬禹余粮。

水浸乌头焙，同丸醋糊香。

---

① 乙：日本文化抄本无此字。

头痛门

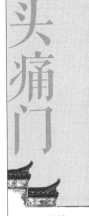

九龙丸

九，阳数，乾元用九。元，首也，其象为龙，故曰九龙。头为诸阳之首，以阳治阳，从其类也。

> 九龙半夏星，芎蝎石膏辛。
>
> 白芷川乌末，为丸韭汁新。

天香散

天，天南星。香，香白芷也。

> 天香散更灵，半夏共南星。
>
> 白芷川乌等，同煎姜汁馨[①]。

清空膏

空，虚也，天体清虚，故谓天曰空。人首在上，天之象也。言药能清头昏痛，故曰清空。

> 清空膏用芎，甘草共防风。
>
> 芩活柴连末，茶调最有功。

---

① 馨：底本漫漶不清，据日本文化抄本补。

飞虎散

《外台秘要》虎书有三十六种，飞虎其一也。飞虎能哐人头，人之头痛似之，故假以名方也。

飞虎天麻芷，芎防白附子。

荆芥两头尖，苍膏茶拌美。

都梁丸

都梁，山名，在泗洲。昔有头痛者，于都梁遇医，授以此药，服之即已，因名焉。但白芷一味耳。

百选都梁丸，药惟香白芷。

法制独研霜，蜜丸如弹子。

清震汤

震为雷，言头风如雷震，故欲清之也。又名升苍荷叶散，药用升麻、苍术、荷叶，故名。

清震治头方，升麻术用苍。

更烧荷叶末，药熟共调汤。

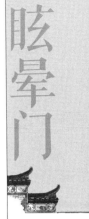

眩晕门

三五七散

方用天雄、细辛三两，干姜、山茱萸五两，山药、防风七两，故名之。

　　　三五七散细雄三，干姜山茱五两摊。

　　　山药防风同七两，方因数目立名安。

渫①白丸

渫，不停污也。以白面和药为丸，沸汤煮②浮，漉去浊水而用也。

　　　渫白半星硫，盆硝附子俦。

　　　玄精丸白面，更煮俟丸浮。

玉液汤

半夏煎汤如玉液也。

　　　方名玉液汤，半夏泡之良。

　　　剉煎姜作引，去滓入沉香。

---

① 渫（xiè泄）：除去，疏通之义。
② 煮：同"煮"。下同。

仙术芎散

苍术，一名仙术。芎，川芎也。

仙术芎加菊大黄，石膏滑石薄荆当。

砂仁甘草连翘桔，芩芍栀防共藿香。

六合汤

四物加羌活、秦艽是也。诸风掉眩属肝木，肝主血，故用四物汤以治血。而羌活、秦艽，佐以定风眩也。

熟地芍芎当，元为四物汤。

秦艽羌活入，六合再名方。

心痛门

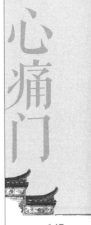

九痛丸

一虫痛，二疰痛，三风痛，四悸痛，五食痛，六饮痛，七冷痛，八热痛，九来去痛。病凡九种，言药皆可治也。

> 九痛炮干姜，吴茱巴豆霜。
>
> 人参狼毒附，丸蜜绝伦方。

妙香散

木香和气，麝香通气。经曰：痛则不通，通则不痛。香之功也，佛经有妙香，故取名之。

> 妙香木麝名，甘桔茯苓神。
>
> 山药参芪远，辰砂酒拌匀。

降心丹

心属火，心肾不交则为火痛，火降则水升也。

> 降心熟地黄，天麦茯神当。
>
> 远志参山药，苓砂肉桂良。

平补镇心丹

言药不燥不热，平和之剂，以补心血而安镇之也。

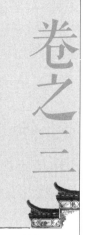

　　平补镇心苓茯神，车前熟地酸枣仁。

　　二门远味人参桂，龙齿朱砂山药亲。

宁志膏

痛则心志不宁。方用朱砂，安神定志，以止痛也。

　　宁志酸枣仁，朱砂共乳参。

　　蜜丸如弹子，温酒服空心。

十四友丸

十四，举药数也。同志为友，言药之性和同，故曰友。

　　十四友丸归石英，阿胶远志茯苓神。

　　栢仁龙齿参芪桂，熟地辰砂酸枣仁。

是齐双补丸

用兔丝子以补精，熟地黄以补血也。是齐，制方之号。
一云二药俱补心血也。

　　是齐双补丸，熟地兔丝班。

　　补血填精药，吞汤称病颁。

引神归舍丹

心痛则神不守舍，故引而归之。

　　引神归舍丹，砂附共天南。

　　丸糊猪心血，汤煎萱草堪。

归脾汤

脾藏意与智。思虑过度，则伤脾而为健忘、怔忡之病，故治之使复归脾也。

归脾龙眼肉，白术茯神参。

甘草黄芪炙，木香酸枣心。

三皮汤

青皮、陈皮、桂皮也。

圣惠三皮汤，青陈桂共良。

先煎青者沸，欠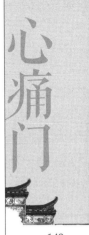下桂陈强。

二姜丸

干姜、良姜也。

和剂二姜丸，干姜共良姜。

糊丸梧子大，食后橘皮汤。

五辛汤

五辛，细辛、蜀椒、桂心、干姜、吴茱萸也，其性俱辛热，故用之以治冷痛也。

五辛椒干姜，吴茱细桂当。

梅参生地枣，甘草芍栀防。

---

① 欠：疑为"次"之讹字。

胁腰门

抑青丸

胁痛有三，死血痛，肝火痛，木实痛，病属肝。抑青者，泻肝火也。

丸号抑青名，黄连用半觔。

末丸蒸饼糊，服此泻肝经。

当归拈痛汤

当归，和气血之药也，使气当归气，血当归血，故曰当归。血气各有攸归，则经络流通而痛止，如手拈去也。

当归拈痛茯猪苓，羌葛升麻人苦参。

甘草防风苍白术，茵陈知母泻黄芩。

百倍丸

百倍，牛膝之别名也，言补腰肾有百倍之功。

百倍名牛膝，骨脂骨碎苁。

虎龟和木鳖，乳没自然铜。

气针丸

言气痛如针刺也。

気针槟木香，青陈等大黄。

黑牵半生炒，丸蜜下姜汤。

复春丸

方用黑附子回阳，故曰复春也。

复春没附甜瓜子，戟薢芦巴乳木香。

虎骨骨脂和骨碎，胡桃杜膝木通榔。

舒经汤

血虚不能养经，则经络挛缩，故养血以舒经也。

舒经片姜黄，赤芍海桐羌。

当归甘白术，姜引共沉香。

地龙散

蚯蚓，一名地龙。

地龙散内珍，羌独活桃仁。

栢桂当甘草，麻黄苏木邻。

补骨脂丸

一名破故帋[1]，言有补髓之劾也。

方名补骨脂，酒浸和麸炒。

烂捣杏桃仁，调匀同糊搅。

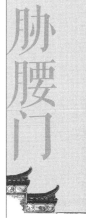

---

① 帋：同"纸"。下同。

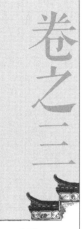

青娥丸

东坡诗云：十年辛苦走边隅，造化工夫信不虚，夺得风光归掌上，青娥莫笑白髭须。

青娥丸杜仲，故帋生姜烘。

烂碾胡桃仁，蜜丸盐酒送。

煨肾散

以猪肾、杜仲末煨而食之，以肾补肾，假气于同类也。

脚气门

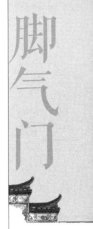

五兽三匮丹

鹿茸、麒麟竭、虎胫骨、牛膝、狗脊，五兽也。大附子剜空以纳朱砂，又剜宣木瓜以纳附子，共纳入银罐中蒸之，故曰三匮也。

五兽虎麒牛鹿狗，三匮辰朱附木瓜。
胫竭膝茸同脊末，瓜藏附子附藏砂。

四觔丸

用木瓜、天麻、牛膝、苁蓉各一觔也。

四觔称四味，苁膝木瓜麻。
浸干加虎附，酒打糊丸嘉。

活络丹

使经络活动而不拘急也。

活络丹南星，川乌乳没停。
草乌地龙碾，丸糊効通灵。

乌药平气汤

乌药，顺气，能平气之不平也。

乌药平气汤，甘草茯神当。

芷术芎苏味，参瓜引枣姜。

潜行散

潜行，水底行也。脚气之病，下部有湿，故云潜行也。

一味潜行散，精研酒檗皮。

若逢诸脚气，调入药汤医。

二妙散

脚气由夫湿热。方用黄檗以降火，苍术以除湿，故曰二妙也。

二妙散何物，黄檗同苍术。

沸汤姜汁调，加药分虚实。

胜骏丸

骏，良马也。言服此丸，则步之能走，胜千骏也。

胜骏天麻没附羌，木瓜酸枣蝎甘防。

膝归熟地膏生地，乳麝同丸多木香。

四蒸木瓜丸

用木瓜四枚，剜之中空，内药末，蒸熟而研为膏也。

四蒸木瓜圆，乌药茯神先。

苍术威灵芷，黄芪续断联。

橘皮葶苈苦，八药四瓜填。

蒸烂为丸子，奇方正世传。

思仙续断丸

杜仲，一名思仙。方用杜仲、续断为君，故名也。

思仙续断圆，续断薏思仙。

生地防萆薢，加皮羌膝全。

通真丸

真，气也。方有牵牛，能通气秘也。

通真破故纸，萆薢黑牵牛。

淮乌炒巴豆，去豆糊丸修。

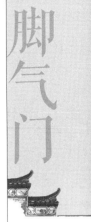
加减地仙丹

地，地龙。仙，威灵仙也。一云脚疾瘳，则步履轻健如
地行仙也。

地仙丹天仙灵仙，木瓜鳖五灵五加。

胶乌药黑豆赤豆，苍地龙川乌川椒。

黑虎丹

黑，黑小豆。虎，虎胫骨也。

黑虎归槟膝蒺藜，附乌黑荳杜苓芪。

桂羌熟地苍乌药，虎骨加皮芍术随。

羌活导滞汤

风寒客于经络而作痛，湿热滞于内而为肿，故用羌活、
大黄以导之也。

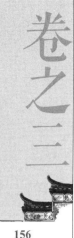

羌活导滞汤，当归酒大黄。

枳茏和独活，风散更通肠。

半夏左经汤

风寒湿合而为肿、为痛、为痹，湿动而痰生焉，故用半夏去湿痰，以佐经络也。

半夏左经汤，麦门柴葛防。

桂苓芩小草，甘术细辛姜。

黄疸门

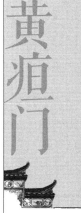

谷疸丸

疸证有五：一曰黄汗，二曰黄疸，三曰谷疸，四曰酒疸，五曰女劳疸也。谷疸者，食毕即头眩，心中怫郁而遍体发黄，由脾胃有热，饮食所伤，胃气熏蒸之致，方能专治之也。

谷疸苦参先，同龙胆草研。

末和牛胆汁，加蜜共为丸。

一清饮

天得一以清也。一云诸热能一一而清之也。

一清饮子中，甘草柴苓芎。

桑皮煎姜枣，除黄却有功。

小半夏汤

言小者，半夏一味也。

半夏小名汤，方惟治疸黄。

只咀半夏片，煎饮用生姜。

紫金丸

方有紫金皮也。

丸用紫金皮，青陈棱朴随。

针砂香附子，苍术缩砂宜。

热淋门

五淋散

淋症有五，气、石、血、膏、劳是也。方为五淋通治之药，故名焉。或云五药治热淋也。

五淋赤茯苓，赤芍山栀心。

甘草当归等，同煎立止淋。

八正散

言八药能正膀胱之水道也。

八正栀甘草，车前滑大黄。

木通瞿扁蓄，灯草共煎良。

导赤散

言导引出膀胱之蕴热，而清水道之赤溢也。

导赤干生地，木通甘草类。

竹叶入同煎，淋清水道利。

火府丹

火府，属离宫，言治心经热而小便赤也。

火府属离宫，心蒸小便红。

地黄苓炼蜜，分利木通功。

清心莲子饮

清心降火，功在莲子，特名之也。

　　　　清心莲子饮，莲肉芩芪圣。

　　　　地骨麦参苓，甘草车前併。

瞑眩膏

瞑眩，愦乱之貌。《书》[1]曰：若药不瞑眩，厥疾不瘳[2]。

　　　　诸淋瞑眩膏，萝卜蜂蜜炙。

　　　　蜜尽萝卜干，嚼用盐煎液。

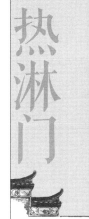

---

① 《书》：即《尚书》。

② 若药不瞑眩，厥疾不瘳：语出《尚书·说命》，意为：若病重之人服药后无明
　显反应，则疾病难以被治愈，即瞑眩反应。

消渴门

加减肾气丸

肾气不足则水不能升，故火炎而作渴。加减，增损也，人病虽同，而老少虚实寒热则异，故方随变而应也。

加减肾气济生方，山药山萸熟地黄。

桂味牡丹和鹿角，茯苓泽泻共沉香。

黄芪六一汤

用黄芪六而甘草一也。黄芪止渴生津，故用以为君也。

甘草一两炙，六两芪涂蜜。

引子枣一枚，汤名成六一。

六神汤

六，枇杷叶、瓜蒌根、干葛、莲房、甘草、黄芪也。药能治三消，故神之也。

三因六神汤，枇杷花粉良。

黄芪甘草等，干葛併莲房。

五豆汤

五豆，赤、菉、黑、青、黄也。豆入肾，生津液而止渴也。

德生五荳汤，赤菉黑青黄。

贯众葛甘草，锅熬惟用浆。

玉泉丸

津液为玉泉，言药能生津液以解烦渴也。《黄庭经》云：玉泉清水灌灵根，子若修之命长存[1]。蒯京常漱玉泉，年百二十岁，动作不衰。或云消渴之疾，服之如玉泉之美也。《本草》[2]有玉泉，苏恭云乃玉之泉液也。以仙室池中者为上，以法化为泉者，其功劣于自然泉液也。

五泉甘草参，苓葛蒌根伴。

芪麦共乌梅，蜜调丸若弹。

澄源丹

肺金为生水之源，故澄其肺，以滋肾水，而生津液也。

澄源知母蜜佗僧，天粉丹参牡蛎增。

蜡制水银猪肚裹，为丸同切栝蒌蒸。

珍珠粉丸

方用蛤粉，蛤生珍珠，因名之也。又云丸形圆，白如珍珠也。

---

① 存：底本与日本文化抄本均漫漶不清，据《黄庭经》补。

②《本草》：指《新修本草》。

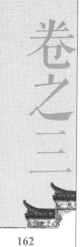

珠珠粉丸子，真蛤粉一斤。

新瓦炒黄檗，同丸効更殷。

三和甘露饮

和三焦之渴，饮之如甘露也。

三和甘露饮，甘草茯猪苓。

滑石膏知母，人参术泻停。

上[①]消丸

上消肺热，中消胃热，下消肾热，药通治之，故名也。

上渴三消丸，黄连一味单。

冬瓜自然汁，和饼七遭干。

梅花聚香汤

梅，乌梅。花，天花粉。聚香者，以檀香和诸药而用之也。又名斩龙刽子手，言药止渴而断水也。

梅花聚香汤，瓜蒌根实檀。

枇杷参味葛，梅肉麦芪完。

---

① 上：底本漫漶不清，据日本文化抄本补。

白浊门

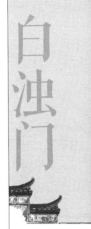
益志汤

益心志，非药名也。盖肾为藏精之府，而听命于心，水火贵乎升降，否则为疾。肾藏志，虚则失志。言补肾以益志，则浊自愈矣。

益志用防风，山茱膝鹿茸。

地黄甘芍戟，附桂枸苁蓉。

安中散

胃中浊气渗入膀胱，则为浊。言药用以安其中，则自无渗入之患矣。

安中山药苁，龙骨戟苓同。

蛇床丝熟地，味远续天雄。

茯兔丸

茯苓、兔丝子也。

茯兔兔丝茯，更加石莲肉。

同研酒糊丸，盐水空心服。

萆薢分清饮

萆薢，治阴痿失溺，分利膀胱之浊也。

萆薢分清饮，菖蒲益智仁。

茯苓甘草併，乌药入盐匀。

五子丸

五子，谓兔丝、韭菜、益智、茴香、蛇床子也。

丸名为五子，韭子蛇床子。

益智兔丝茴，大若梧桐子。

莲子六一汤

莲子六两，甘草一两也。

六一汤石莲六两，炙甘草一两同研。

为细末二钱一服，灯心汤送下为先。

子午丸

子时一阳生气，午时一阴生血。方名子午，取其能生气血也。又云子肾水，午心火，升水而降火也。

子午先楂子，莲肉巴戟杞。

赤苓楮实心，杜蛎莲花蕊。

琥珀白苓龙，芡实文蛤纸。

苁蓉蒸饼膏，丸裹朱砂美。

三白丸

龙骨、牡蛎、鹿角霜之色也。

三白白龙骨，牡蛎鹿角霜。

各制同研末，丸和曲糊强。

水陆二仙丹

芡实生于水，金樱生于地，故名也。仙者，赞之之辞。

水陆二仙丹，鸡头子晒干。

金樱膏用煮，乘热伴为丸。

香苓散

妙香散、五苓散合而为一，复方之制也。（上二方俱见前。）

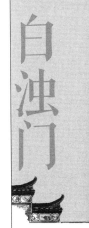

水肿门

十水丸

一青水，二赤水，三黄水，四白水，五黑水，六玄水，七风水，八石水，九里水，十气水。言方能治十肿之水，故名焉。或云十药善治水肿也。

　　　　　十水曰牵羌，甜葶泻石菖。

　　　　　猪苓椒远蔻，大戟糊丸良。

无碍丸

淤沙壅阻川会之碍也，三阴闭结经络之塞也。无碍者，言通利经络，令水行而无所窒碍也。

　　　　　无碍木香槟，三棱郁李仁。

　　　　　腹皮蓬术碾，麦蘗糊丸新。

煨肾散

以甘遂、木香末入猪腰内，煨而食之，以泄水肿也。

　　　　　奇方煨肾散，甘遂木香裁。

　　　　　内末猪腰里，荷包蘸湿煨。

鸭头丸

以鸭头血为丸，言鸭能利水而血凉，故名之也。

鸭头丸子灵，防己併甜葶。

共碾猪苓末，同丸鸭血腥。

香苏散

香，言紫苏之气香也。与伤寒门香苏散不同。

香苏配木通，防己共陈红。

更有香苏散，名同药不同。

牛榔丸

牛，牵牛。榔，槟榔也。

槟榔黑白牵，枳壳炒麸研。

丸号牛榔美，汤煎商陆贤。

分气补心汤

分气，分开郁结之气，以补心也。心气充则火旺，火旺则能生土而制水也。

分气补心汤木通，腹皮枳壳术辛芎。

木香香附苓甘草，青桔前胡姜枣同。

香枣丸

以苦丁香为末，枣肉为丸也。

香用苦丁香，枣须蒸枣肉。

二者共为丸，仍煎枣汤服。

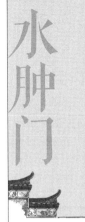

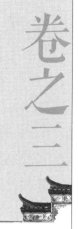

舟车丸

山川险阻则地势不能达，三阴闭结则经络不能通。舟以通水，车以达陆。言药能通经络而治水，故云舟车。

舟车用水丸，芫戟青陈将。

甘遂牵牛末，大黄和木香。

半边散

药用半边土狗，欲消左则服左之半，欲消右则服右之半也。

半边消水肿，戟遂大黄群。

醋浸芫花焙，葱烘土狗分。

榻胀丸

榻，消也。

榻胀水丸方，陈皮倍木香。

赤豆和商陆，仍吞赤豆汤。

疎凿饮子

言如凿山濬[1]川，以通水也。

疎凿饮子羌商陆，槟芄泽泻花椒目。

赤豆苓皮大腹皮，木通姜片同煎服。

---

① 濬（jùn 俊）：同"浚"。下同。疏通之义。

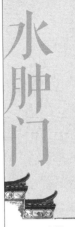

濬川散

禹濬百川，以通水道，言药能通经络之壅塞，以消水肿如濬川也。

濬川郁李投，甘遂黑牵牛。

共碾硝黄术，姜汤水自流。

五皮散

方有姜皮、桑皮、腹皮、陈皮、茯苓皮也。用皮者，取其消皮肤之肿也。

散名为五皮，桑橘茯苓依。

大腹生姜共，煎吞肿若挥。

水盆散

方用土狗、轻粉为末，搐鼻内，则黄水从鼻中出。曰水盆者，言药之效能令黄水出，而注之于盆也。

水盆土狗一，更将轻粉匹。

同研搐鼻中，黄水从中出。

实脾散

脾实则土旺，而水有制也。

实脾瓜木香，术朴腹皮姜。

草菓苓甘草，枣姜为引良。

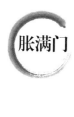 胀满门

中满分消汤

中满，脾胀也。言用猪苓、泽泻以分水，枳实、厚朴以消胀也。

> 中满分消汤，芪参与木香。
> 青皮连草蔻，白茯共麻黄。
> 益志柴胡蘖，澄茄泽泻当。
> 吴茱升半夏，乌朴生干姜。

沉香交泰丸

气痞满而为胀。沉香能散滞气，上至天，下至泉，无所不到。言使阴阳升降而气通泰，则胀自消也。

> 沉香交泰丸，术泻橘青当。
> 枳实吴茱朴，大黄苓木香。

广茂溃坚汤

广茂，蓬术也，力能破坚削积，以消痞胀也。

> 广茂溃坚干葛青，苓连甘草朴升陈。
> 红花草蔻吴茱曲，半泻柴归益志仁。

鸡矢醴

矢，古屎字。醴，酒之甘而淡者也。言用鸡矢渍酒而饮也。

> 方名鸡矢醴，五合白鸡矢。
>
> 以酒渍七朝，服时临睡美。

四炒丸

方用枳壳四两，一同苍术，一同茴香，一同萝卜子，一同干漆，而炒之也。

> 四炒糊丸方，枳壳分四厢。
>
> 两炒苍萝卜，两炒漆茴香。

平肝饮子

平肝木之旺，益脾土之虚，则不相尅而胀消矣。

> 平肝赤芍芎，枳壳桔防风。
>
> 参桂归甘草，木香槟橘红。

撞关饮子

关格不通，气不升降而为膜胀，言用药以冲开关格，使气通而胀除也。

> 撞关饮子名，香附缩砂仁。
>
> 乌药棱甘草，丁沉白蔻邻。

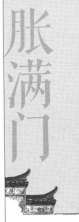

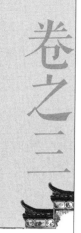

尊重丸

尊重，尊贵其药之有效也。

尊重丁沉木白丁，枳葶通滑蔻椒参。

槟苓卜子青陈蝎，郁李车前茁海金。

积聚门

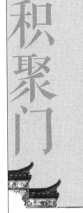

五积丸

肺为息贲，心为伏梁，脾为痞气，肝为肥气，肾为奔豚，此五积也。方能加减而通治之也。

> 五积朴苓连，川乌巴荳兼。
>
> 参姜丸炼蜜，加减按经添。

温白丸

白，西方之色，属金，金性寒，寒气袭而成积。言药能温寒气以消疾也。

> 温白参苓椒厚朴，川乌巴荳皮心剥。
>
> 吴茱柴桂桔干姜，紫苑菖蒲连皂角。

胜红丸

言药之功，过于剪红丸也。

> 简易胜红传，棱莪同醋煎。
>
> 青陈香附子，醋糊两姜圆。

化铁丹

言药之功，铁亦可消，况痞块乎。

化铁丹中半杏仁，三棱莪术共青陈。

莎根巴荳研霜制，丁蔻良姜醋糊匀。

退黄丸

食积发黄，言药能去积而退黄也。

退黄平胃散，加入炒针沙。

更投香附末，醋糊作丸嘉。

软金丸

金性至坚。言药之功，亦能软之也。

软金轻粉硇，巴荳共斑猫。

干漆当归粉，同丸枣研胶。

感应丸

言功劾如神，感之即应也。

感应炮干姜，丁香南木香。

杏仁巴荳蔻，蜡共草霜良。

丁香烂饭丸

丁香，温胃消积，用蒸饼浸烂为丸，凡面食为之面饭，故曰饭也。

丁香烂饭木香棱，莪术甘松益智仁。

甘草丁皮香附子，砂仁消食劾如神。

备急丹

言预修合，以备急用也。

> 备急大黄良，干姜巴荳霜。
>
> 蜜丸豌豆大，消滞是良方。

醉乡宝屑

屑，药末也，能消酒毒，故宝之也。

> 醉乡宝屑方，平胃加丁香。
>
> 麦蘗砂仁曲，同煎盐枣姜。

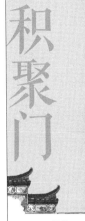

五百丸

方用丁香、砂仁、胡椒、巴豆、乌梅，五药各百枚，合而为五百也。

> 方名五百百胡椒，百箇乌梅百缩砂。
>
> 巴豆丁香俱百粒，同研为末饼丸嘉。

保和丸

言保养元气，调和脾胃，以去食积也。

> 保和山查肉，半夏茯苓曲。
>
> 卜子陈连翘，研末同丸粥。

见睍丸

睍，日气也。诗曰：雨雪漉漉，见睍曰消。言药之消积，如雪之见日也。

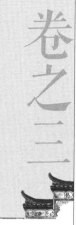

见睨玄胡黑箭羽，石英泽泻桃仁辅。

大黄水蛭桂心棱，槟竭木香炮附主。

睎露丸

睎，干也，言露待日而睎，如病见药而散也。

睎露丸和面糊姜，青乌雄麝小茴香。

棱莪醋浸同巴炒，碙漆穿山轻粉霜。

北亭丸

北亭，地名也，碙砂出北亭者为上。方用碙砂，故名北亭。

碙砂元是北亭生，甘草芎归附桂陈。

五味胡椒姜厚朴，青盐阿魏术砂仁。

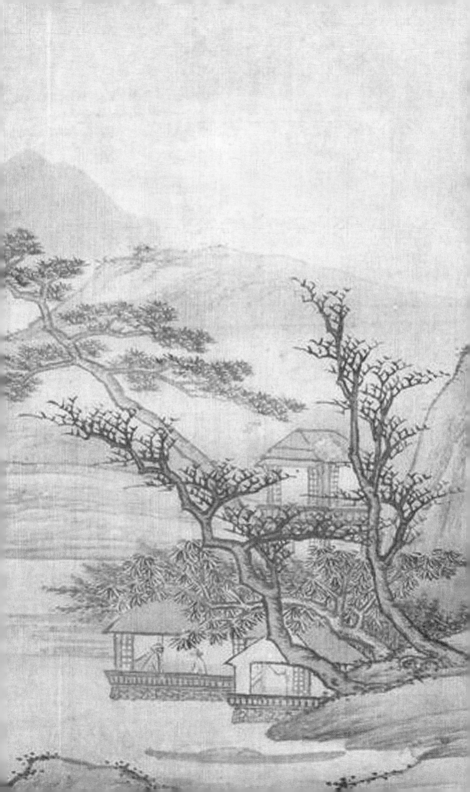

卷之四

自汗门

当归六黄汤

汗为心液，心热则汗。方用当归以养心血，耆、檗、芩、连、生熟地以凉血热也。

> 当归六黄汤，黄芩黄檗当。
> 黄连生熟地，加倍用芪良。

麦煎散

浮小麦而煎服能止汗也。

> 麦煎用麦煎，干漆茯乌川。
> 鳖甲芄柴葛，人参又用玄。

四白散

方用白茯苓、白扁豆、白术、白豆蔻也。

> 四白术蔻扁豆苓，黄芪益智芍檀沉。
> 藿香乌药同甘草，厚朴陈皮半夏参。

玉屏风散

屏风，防风之别名。玉，美之也。言防风能御风如屏障也。

> 玉屏风散即防风，蜜炙黄芪分两从。
> 白术倍加兼二味，七钱一服水煎浓。

健忘门

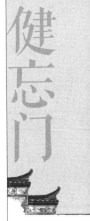

寿星丸

南有极星曰老人，主寿昌，故曰寿星。方有天南星，假而名之也。

> 寿星天南星，琥珀丹砂停。
>
> 姜汁同丸糊，参汤下更灵。

朱雀丸

朱雀，南方火神，属心。心主血，血耗而为健忘。言用药以补心也。

> 朱雀治心经，主方多茯神。
>
> 半两沉香使，为丸拌蜜匀。

二丹丸

方用丹砂、丹参也。

> 二丹苓熟地，天麦二参砂。
>
> 远志同甘草，研丸炼蜜嘉。

朱砂安神丸

朱砂，有安神定志之功也。

朱砂安神圆，甘草共黄连。

生节^①当归末，为丸蒸饼鲜。

靛朱丸

靛，靛花靛。朱，朱砂也。

方制靛朱丸，靛花先曝干。

次入猪心血，朱砂研共团。

读书丸

《抱朴子》云：陵阳子仲，服远志二十年，年七十，读书不忘，故名之也。

读书丸下健忘除，远志生黄五味俱。

酒浸兔丝芎等分，多加地骨石菖蒲。

---

① 生节：生地黄。

癫痫门

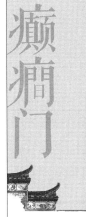

五痫丸

一马痫，二羊痫，三鸡痫，四猪痫，五牛痫。言药皆能治之也。

　　　　五痫全蝎麝乌蛇，星半雄黄皂角砂。

　　　　白附蜈蚣蚕用炒，熬矾姜糊共丸嘉。

六珍丹

珍，宝也。方用雌黄、雄黄、黑锡、水银、朱砂、珍珠也。又《千金方》名雌雄丸，言雌黄、雄黄也。

　　　　方制六珍丹，珍珠用末钻。

　　　　雌雄黄黑锡，砂蜜水银丸。

控①涎丹

控，引也。涎，痰涎也。

　　　　控涎甘遂戟，芥子须寻白。

　　　　丸糊淡汤吞，消痰随利膈。

---

① 控：底本漫漶不清，据日本文化抄本补。

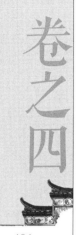

别离散

心风为病，男梦见女，女梦见男。言药去邪，使不复见，故云别离。

别离术去芦，雄附桂茵芋。

桑寄干姜茜，细辛同石蒲。

遂心丹

遂，甘遂为末。心，猪心血为丸也。

疝气门

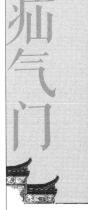

茱萸内消丸

气血逆而为肿、为痛、为疝。茱萸气温，味辛苦，下焦
寒湿疝气，非此不能消也。

　　　　茱萸内消三样茱，海藻青乌枳蒺藜。

　　　　川楝桃仁玄索桂，木香大腹共陈皮。

天台乌药散

乌药惟天台山所产者良，故名也。

　　　　天台乌药散名方，茴木青槟姜用良。

　　　　巴豆麸和川楝炒，同研净练酒调当。

竹皮汤

竹茹也。

　　　　　　汤制竹皮奇，一升青竹皮。

　　　　　　独和新水煮，分半服饥时。

控引睾丸

睾丸，即外肾子也。控引，痛连小腹，引上而疼也。

　　　　　　控引睾丸子，食茱芫蔺花。

　　　　　　陈皮茴楝实，研末糊丸嘉。

仓卒散

仓卒，急遽之貌，言痛之甚待药之速也。

仓卒急投散，山栀存性烧。

去脐煨附子，煎入酒盐调。

寸金丸

言药之效，贵如寸金也。

寸金丸子玄胡索，全蝎芦巴归白芍。

桑螵苗木五灵脂，桃核荜澄川楝作。

宣胞丸

言宣散肾胞之肿也。

宣胞丸糊方，川内木通良。

生熟牵牛末，斑猫炒木香。

禹功散

禹，疏通九河，有治水之功。牵牛，善能利水，用之以
治水疝而有功，故名之也。

禹功水疝优，却用黑牵牛。

茴香加倍半，姜汁共调修。

诸血门

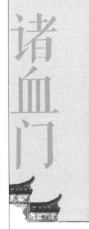

升阳去热和血汤

血随气行，阳气陷下而为肠风。用升麻以提其气，丹皮以泻其火，当归以调其荣也。

升阳去热和血汤，肉桂升陈芍药当。

甘草地黄生熟用，芜荑苍术牡丹良。

肠风黑散

血见黑而止，以色克也。

肠风黑散槐花角，枳壳分同荆发烧。

甘草却和分壳碾，猬[①]皮同入药灰调。

聚金丹

言芩连之色也。

聚金四制连，防芩各十钱。

面糊为丸子，枳汤泔浸鲜。

剪红丸

能止大便之红，如剪断之也。与剪红丸以色制而名者不同。

---

① 猬：刺猬。

剪红侧栢炒令黄，制续归茸酒醋浆。

炮附烧矾胶用炒，黄耆同研糊丸良。

四生丸

方用生薄荷、生艾、生栢叶、生地黄也。

四生四药生，艾叶薄荷停。

栢叶同生地，丸如鸡子形。

结阴丹

固结其阴血也。

结阴枳壳陈，芪芥共椿根。

荷首威灵末，为丸醋饮吞。

茜梅丸

茜根、乌梅，酸以收之也。

茜梅茜草根，艾叶用须匀。

折半乌梅肉，为丸炼蜜新。

锦节膏

锦，锦绮，用以烧灰。节，藕节也。

锦节寻真锦，同烧藕节灰。

乳香丸炼蜜，嚬化聚津推。

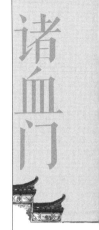

双荷散

藕节、荷叶顶，本荷一种，故名双荷。

　　　　双荷圣惠名，藕节干荷顶。

　　　　每匕蜜同擂，服之卒病醒。

云雪散

云雪，即寒食面也。

　　　　云雪散方名，蒲黄寒食面。

　　　　生研冷水调，治血真堪羡。

双金散

黄连、郁金也。

　　　　散子双金称，黄连共郁金。

　　　　同研调蜜服，加脑劾尤灵。

恩袍散

宋制第进士者，恩赐绿袍，故诗有云：绿袍着处君恩重。又《楚辞》云：制芰荷以为衣。方用绿荷叶，故名焉。

　　　　治血恩袍散，蒲黄荷叶将。

　　　　每服三钱末，浓调桑白汤。

医师固荣散

周礼医师掌医之政令，此其所制之方也。

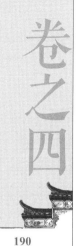

医师固荣散，白芷地榆伴。

甘草真蒲黄，共研调酒暖。

逐瘀汤

瘀，积血也。本草云：大黄、桃仁，主下瘀血。

逐瘀桃仁地黄芎，蓬术阿胶芷木通。

赤芍茯神苓枳壳，五灵甘草大黄功。

痔漏门

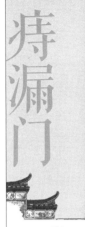

五痔散

痔有五种，一牡痔，二肠痔，三气痔，四牝痔，五脉痔。一云五药能治五痔也，又名五灰散。

> 五灰鳖甲豕悬蹄，蛇退蜂房刺猬皮。
>
> 存性各烧随证倍，麝香调服食先时。

生肌散

用药以长肉也。

> 生肌寒水石，龙骨共胭脂。
>
> 轻粉同研贴，疮消即长肌。

玉红散

以色言也。

> 玉红先炼硇，次共白矾烧。
>
> 朱砂同研末，敷用唾津调。

代针膏

针，古之砭石也。以膏点患处，自然穿溃如用针也。

溃痔代针膏，先将枳壳掐[①]。

中装巴豆粒，入罐醋汤熬。

龙石散

用龙骨、石膏也。

龙骨黄丹芷，石膏龙骨煅。

同研斟酌用，大小看疮搽。

---

① 掐：掏。

脱肛门

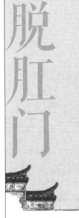

钩肠丸

脱肛下，言用药以钩起之也。

> 钩肠二附半南星，诃子瓜蒌胡核仁。
>
> 枳壳蝟皮矾白绿，鸡冠同研糊丸匀。

文蛤散

五倍子之别名也。

> 五倍名文蛤，蛇床矾水煎。
>
> 洗完研赤石，蕉叶托之痊。

紫戴膏

用紫背戴菜为膏也。

> 紫戴捣膏优，煎硝洗脱头。
>
> 先将蕉叶托，次贴自然收。

遗溺门

秘元丹

言禁固元气，使不遗溺也。

秘元龙骨君，诃子缩砂仁。

共研灵砂末，丹成糯粥新。

鸡内金

鸡胚胵之内黄皮也。

鸡内金胚胵，连肠洗净皮。

焙干存性用，男女视雄雌。

缩泉丸

缩，敛也。泉，小水也。

缩泉益智仁，乌药天台珍。

酒烹山药汁，为糊作丸新。

补脬饮

补膀胱也。

补脬白芨末，千叶牡丹根。

共煮黄丝绢，如①锡不语吞。

---

① 如：底本漫漶不清，据日本文化抄本补。

咽喉门

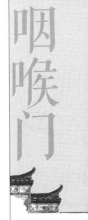

玉钥匙

喉痹之证，锁喉风为最重，言药之劾，如匙之启锁也。

　　　喉方玉钥匙，片脑焰硝奇。

　　　硼砂蚕白末，装入竹筒吹。

绛雪

朱砂之色红也，故言^①绛。

　　　绛雪用辰砂，马牙龙脑些。

　　　硼砂寒水石，掺舌嚥津嘉。

玉屑无忧散

玉屑，言药末之色。无忧，喜其病之去也。

　　　玉屑无忧山荳根，黄连贯众缩砂仁。

　　　玄参滑石同寒水，荆芥硼砂甘草苓。

龙脑破毒散

龙脑，水^②片也，能散喉风之热毒。

---

① 言：日本文化抄本作"名"。

② 水：同"冰"。下同。

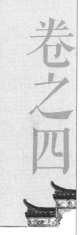

龙脑破毒散，蚕硝脑麝香。

蒲黄甘草黛，马勃共研良。

碧雪

药之色也。与前碧雪不同药。

碧雪治痰灾，硼砂灯草灰。

同研为细末，吹入即喉开。

青龙胆

青鱼胆，鱼鳞属，故托名也。

方用青龙胆，青鱼腊月寒。

胆矾装胆内，高挂待阴干。

眼目门

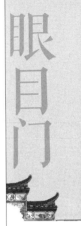

明目流气饮

七情之气，郁结不散，上攻眼目，则为昏花肿痛也。言用药以流利其气，则目可明也。

明目流气炒牛蒡，玄参芎菊芥辛防。

蔓荆木贼芩甘草，草决栀藜苍大黄。

洗肝散

言去肝经之风热，如水浣洗也。

洗肝羌活当，甘草共芎防。

大黄和薄叶，为末水调良。

洗心散

亦上意。（方见火门。）

拨云散

言药消翳膜而睛见，如拨云而见日也。

拨云和剂方，羌活共柴防。

甘草同研末，薄荷苗菊汤。

蝉花无比散

蝉首之上，有小角如花，明目消风，他药无与比並也。

蝉花无比茯防风，蛇退羌归石决芎。

甘草蒺藜苍术芍，同研蝉蜕[1]最为功。

白龙散

白，硝之色。龙，龙脑也。

白龙散子真奇绝，五两芒硝如白雪。

银锅瓦盖慢熬溶，龙脑共研功劲烈。

卷帘散

言药退翳膜如帘而无蔽障也。

卷帘甘石朴硝先，腻粉铅霜两用连。

铜绿二矾硇滴乳，青盐通共白丁研。

加减驻景丸

日光之影为景，没则昏矣，言药能驻景，使不昏也。

加减驻景圆，车前熟地联。

兔丝归楮实，枸杞味椒川。

养肝丸

肝开窍于目而藏血，目得血而能视，血虚则昏，故养之也。

---

① 蜕：日本文化抄本作"蛇"。

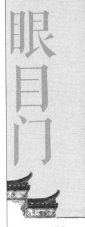

养肝归芍芎，楮实共防风。

熟地车前子，蕤仁丸蜜[1]功。

助阳和血补气汤

气则阳也，然气有形而阳无形，故重言之。言用药和血补气，以明目也。

助阳和血汤，白芷升柴防。

甘草蔓荆子，芪归酒洗良。

散热饮子

言消散风热，以明目也。

散热用防风，黄连羌活同。

黄芩俱等分，煎服即成功。

五黄膏

黄连、黄檗、黄芩、黄丹、大黄五者为膏，以治目也。

五黄黄檗先，芩丹大黄连。

水调膏子贴，须在太阳边。

紫金膏

药色如紫金也。

---

[1] 蜜：底本漫漶不清，据日本文化抄本补。

紫金多白蜜，诃子水沉试。

柳槐搅药熬，旋下黄丹备。

槿杨膏

方用木槿条、杨柳枝也。

槿杨洗眼膏，先刲槿杨熬。

滤汁和甘石，同煎久洗高。

电掣膏

用药以点眼，明如电掣也。

膏名为电掣，黄连多艾叶。

烧灰淋汁清，洗点神功捷。

春雪膏

药之色白，点之自化如春雪也。

春雪研粣仁，同调蜜用生。

重和加片脑，点目即光明。

五退还光丸

蝉退壳、蛇退皮、蚕退茧、猪退爪甲、蝟退刺皮也。取五退，以退目之翳膜也。还光，犹言复明也。

五退还光丸，猪蛇蝉蝟蚕。

防风苍术枳，草决蜜为团。

日精月华光明膏

左眼为太阳，日之精也。右眼为太阴，月之华也。日月有精华，则自光明也。

日精月华光明膏，石决归诃连去毛。

水浸砂锅先入煮，梨胰次下用绵掏。

黄丹甘石硝铜绿，硼乳防矾没药熬。

轻粉天花槐柳搅，麝香片脑共调高。

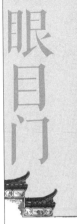

罗汉应梦丸

昔有徐道亨者，性至孝，母病目，食蟹而丧明。亨乃日诵般若经，以祈光复。忽一夕梦罗汉授此方，母服而目复明，因遂名焉。

罗汉应梦丸，当归蝉退摊。

夜明沙木贼，丸末煮羊肝。

抽风散

抽，拨也，言药能拨去眼中之风也。

抽风芩大黄，桔梗细辛防。

车前玄参共，芒硝性最良。

鸡距丸

鸡爪、黄连也。一云丸如鸡距注眼大。

鸡距用干姜，狨仁鸡舌香。

连矾胡粉末，枣肉共丸良。

夜光丸

服之久则夜能视也。

夜光椒菊甘，生地汁调摊。

日晒休令燥，同春炼蜜丸。

点眼金花水

用黄连浸水而点目，其色黄，故云金花。

点眼金花水，铜青腻粉连。

杏仁硇滑石，脑乳艾铜钱。

菩萨散

梵语神佛为菩萨。华言：菩，普也；萨，济也。犹言普济众生也。释家有光明佛。方能明目有神効，故名之也。

菩萨威灵沸草亲，寄奴羌活共栀仁。

石膏龙胆牛蒡子，桔梗车前木贼茵。

薄叶黄芩香白芷，谷精甘草菊花辛。

蒺藜枸杞芎防芍，草决连翘共碾匀。

万寿地芝丸

地芝，甘菊花也。菊，一名传延年，故方名称万寿也。

万寿地芝丸，菊花须用甘。

天门姜枳壳，丸蜜下茶堪。

剪霞膏

霞，日旁之彤云也，言目中赤肿，翳膜如霞，药能治之，如剪去也。

剪霞雄麝当，连乳白丁香。

甘石黄丹粉，海螵熬就良。

观音散

释氏有千眼观音，能救百难苦，故名之也。

观音血蝎蔓灵仙，熊胆参归石决连。

地骨蚕蝉蛇蜕蔚，芎苍木贼共车前。

圆明膏

药治瞳子散大，勤点眼收睛圆明也。

退翳圆明点眼膏，麻黄去节用先熬。

柴归生地连诃草，到入汤中共蜜挠。

拜堂散

言效之速即能拜堂下[1]以申谢也。（方用五倍子为末，贴眼弦破赤处。）

---

[1] 下：日本文化抄本作"不"。

耳聋门

补肾丸

耳为肾之窍，肾气不足则重听也。药用羊肾，以补肾也。

　　　补肾山茱桂附姜，兔蛇远戟牡苓防。

　　　泻芪归斛甘生地，细芍参苁羊肾菖。

红绵散

红，胭脂也。绵，以绵蘸药送耳中。盖互名之也。

　　　治耳红绵散，胭脂矾麝功。

　　　碾将绵杖蘸，送入耳门中。

蜡弹丸

溶蜡和丸如弹子也。

　　　蜡弹蜡为丸，茯苓山药干。

　　　杏仁同碾就，耳重一丸安。

聪耳益气汤

元气足则耳聪，故益之也。

　　　聪耳益气汤，参芪白术当。

　　　柴升荆芥橘，甘草石菖防。

竹蛀散

用虫蛀竹屑也。

> 竹蛀蛀竹末，矾胭同麝撮。
>
> 细研鹅管吹，入耳功如夺。

黄马散

黄，黄檗。马，马齿苋也。

> 黄马耳疮患，檗皮马齿苋。
>
> 细研绵裹停，内外传无间。

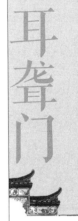

鼻塞门

御寒汤

御，止也。寒气入鼻则塞而不利，故御之也。

> 御寒甘草宜，升芷欸冬芪。
>
> 佛耳羌防术，参连陈檗皮。

赤龙散

赤，赤小豆。龙，龙脑香也。

> 赤龙小豆赤，龙脑同瓜蒂。
>
> 黄连共碾匀，入鼻须通嚏。

二丁散

丁香、苦丁香也。

> 散方名二丁，丁香更苦丁。
>
> 石膏同粟荳，吹鼻即闻馨。

瓜丁散

苦瓜蒂也。

> 鼻塞瓜丁散，瓜丁共细辛。
>
> 同研绵裹末，塞鼻识香腥。

口舌门

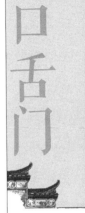

柳花散

言口舌之疮，形如柳花，方因形而名者也。

柳花胡索先，青黛檗黄连。

蜜陀僧共碾，掺口即流涎。

兼金散

兼金，好金，价倍于常者也。又黄连之色如金，用细辛一味以兼之也。

散子号兼金，黄连共细辛。

水揩疮处掺，药上即通津。

绿云散

言药色也。

绿云治舌疮，铜绿白铅霜。

等分同研末，干搽舌上良。

泻黄散

黄，中色，言泻脾胃中之火也。一云泻，泽泻；黄，黄檗也。

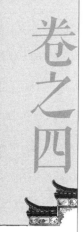

泻黄脾气清，黄柏共茵陈。

泽泻芩连茯，同煎栀子仁。

赴筵散

言以药掺口疮，移时即愈，便可赴筵而饮食也。

赴筵五味子，蜜炙檗皮使。

滑石同研末，掺疮涎出美。

走马散

言治走马牙疳也。

走马口疳名，山栀掐去仁。

装填矾柳叶，存性碾烧匀。

蟾酥绵

以绵蘸蟾酥而用也。

法制蟾酥绵，硼砂脑麝联。

蘸汁须令尽，绵干贴患边。

水火散

又名阴阳散，黄连苦寒为阴，干姜辛热为阳也。

水火阴阳名，连寒姜热辛。

均平为细末，掺上水津津。

牙齿门

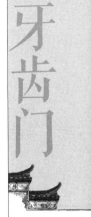

清胃散

清散阳明胃经之火，而止牙龈之痛也。

> 清胃牡丹皮，升麻生地归。
>
> 黄连煎水服，热盛即几稀。

逡巡散

逡巡，却退貌，言药能使疾须臾[①]而离也。

> 逡巡散子方，全蝎高良姜。
>
> 同研为末擦，涎出漱盐汤。

开笑散

言药治之痛止，开口而笑也。

> 开笑炒蜂房，细辛荜拨姜。
>
> 川椒香附芷，研末擦牙香。

陈希夷刷牙散

希夷先生陈抟所制之方，因名也。

---

① 臾：底本漫漶不清，据日本文化抄本补。

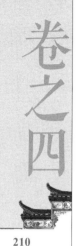

希夷精制擦牙方，皂角升辛熟地黄。

木律姜连槐角子，青盐荷蒂火烧良。

玉池散

口为玉池，言病在口内，故治口也。

玉池辛芷芎，地骨升防苣。

藁槐甘草归，未擦还煎漱。

疮毒门

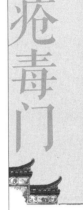

排脓托里散

恐毒气入内，故托而出之，以推去其脓。

　　排脓托里散，赤芍地蜈蚣。

　　甘草当归酒，调吞即溃脓。

五香连翘汤

五香：丁、沉、木、麝、乳是也。连翘，解诸毒之要药也。

　　五香连翘汤，丁木麝沉香。

　　乳寄通甘独，射干升大黄。

玉枢丹

枢，北辰星名。道家有《玉枢经》，言稽首北辰而诵之，能解诸厄，故名之也。

　　玉枢文蛤洗，大戟千金子。

　　茨菰共麝香，糯粥同舂是。

一醉膏

药用酒煎服之，令人醉也。

　　膏名一醉休，没药大瓜蒌。

　　甘草无灰酒，同煎服尽优。

烟霞乳香定痛散

烟霞，物外之称，若仙之所制也。

　　　　乳香定痛散，粟壳制之良。

　　　　白芷多甘草，同煎入乳香。

飞龙夺命丹

蜈蚣，一名天龙，性善飞走，言毒能致命，药可回生。又名再生散。

　　　　飞龙夺命竭天龙，轻粉朱砂乳麝雄。

　　　　水石蟾酥铜绿没，海羊矾脑裹咀葱。

水沉膏

以白芨末入水中澄之，取沉下者，以为膏也。

　　　　经验水沉膏，单研白芨掏。

　　　　水澄须去脚，摊纸贴疮高。

四圣散

与前风门七圣义同。

　　　　三因四圣散，海藻决明烧。

　　　　瞿麦和甘草，同研米饮调。

玉粉散

言药末之色如玉粉也。

　　　　玉粉粟米粉，定粉又蛤粉。

　　　　滑膏寒水脂，龙骨俱研粉。

玄武膏

玄武，北方之神，言膏色黑而且验，故名之也。

玄武先巴荳，油同木鳖熬。

更将槐柳搅，丹入即成膏。

二金散

方用鸡内金、郁金也。

二[1]金鸡内金，名共郁金称。

研末□[2]疮颊，盐汤洗净登。

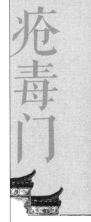

213

四虎散

言南星、草乌、半夏、狼毒，四药之性，悍烈如虎也。

四虎加狼毒，天南并草乌。

同研生半夏，蜜醋共调敷。

一上散

一上而愈之谓也。

一上雄硫黄，斑猫狗脊将。

蛇床寒水石，研末和油香。

---

① 二：底本漫漶不清，据日本文化抄本补。

② □：底本漫漶不清，日本文化抄本亦缺失。

如冰散

言敷热毒，其凉如冰也。

如冰多朴硝，寒水石须烧。

蛤粉和冰片，同研白芷调。

护心散

恐毒气攻心，故护之也。

散方名护心，甘草朱砂停。

荳粉调汤服，为心障毒屏。

龙虎交加散

龙虎，阴阳之异名也。交加，阴中有阳，阳中有阴，血气和同也。或云药用水火制度也。

龙虎交加焙木香，煨芎炙草去罂穰。

面包白芷惟研芷，加减先须视若疮。

荣卫返魂汤

荣，阴血也。卫，阳气也。返魂，犹言回生也。

荣卫返魂汤，木通甘草当。

首乌乌药芍，芷壳炒茴香。

折伤门

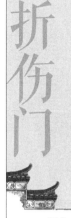

鸡鸣散

日交巽木而鸡鸣，鸡既鸣则阳气随动，而人之血气亦应时而行，故于此时服药，以行瘀血也。

> 散制鸡鸣时，桃仁须去皮。
>
> 大黄蒸酒研，煎酒服依期。

走马散

言其效之速也。又能使疾复原，而堪走马也。

> 折伤走马散，荷栢叶生攒。
>
> 骨补多鲜皂，同调姜汁摊。

紫金散

方有紫金皮也。

> 紫金皮与降真香，补骨蒲黄续断当。
>
> 牛膝无名硝琥珀，桃仁苏木酒调良。

济阴门

四物汤

妇人得血以为用，故恒多血病。当归和血，川芎行血，芍药调血，熟地补血。方用四物，以为妇人调理之主药也。

　　　　女门四物汤，川芎白芍当。

　　　　酒蒸干熟地，等分共煎良。

逍遥散

逍遥，翱翔自适之貌，言药能使病安，则清暇而自在也。

　　　　逍遥名散平，甘草术柴胡。

　　　　白茯当归芍，姜煎末用麁。

内金鹿茸丸

内金，鸡胵胘内黄皮。茸，鹿血之精也。

　　　　内金鹿茸志，桑螵苁附蛎。

　　　　味耆龙骨研，炼蜜同修制。

壬子丸

以壬子日修合药。壬子，犹言妊子也。

　　　　壬子丸修壬子日，吴茱白脸辛苓入。

　　　　参归附朴桂心菖，膝没乳香同白芨。

镇宫丸

言安镇子宫也。

> 镇宫丸用禹余粮，香附胶苓血竭当。

> 紫石川芎代赭石，鹿茸阳起炒蒲黄。

十灭丸

与痨瘵门十灰散义同。

> 十灰黄绢共棕榈，马尾蒲黄併血余。

> 藕节莲蓬绵艾叶，松皮烧末糊丸诸。

续嗣降生丸

昔焦公无嗣，遇五台山僧授此方，服之生子，故名也。

> 续嗣降生丹，秦艽桔石菖。

> 芍防龙齿膝，牡蛎桂心当。

> 乌药川椒半，吴茱益智姜。

> 茯神辛杜仲，砂入附煨良。

独圣散

防风一味，曰圣神之也。又方独用黄葵子七十粒，亦名此。

> 独圣散方乔，防风一味饶。

> 去芦将碾末，酒煮面清调。

玉烛散

《尔雅》云：四时和气，谓之玉烛。言药能和气也。

玉烛当归朴，川芎枳芍硝。

大黄和熟地，姜引共煎饶。

大劾拱辰丸

北方星曰辰，属水。妇人以血为水，言药能补血海，使血拱辰而有大劾也[1]。

大劾拱辰茸角霜，归乌乳没木沉香。

玄胡酸枣苁蓉桂，柏子参耆琥[2]珀姜。

济阴丹

言方能有益于女人也。

济阴艾芍芎归地，香附一觔分四器。

酒便醯盐浸一宵，煮干晒碾为丸饵。

秋霜丸

言秋石之色白如霜也。

秋霜丸子方，秋石独研霜。

烂捣成膏枣，同丸下醋汤。

二荳散

白豆蔻、肉豆蔻也。

---

① 也：底本漫漶不清，据日本文化抄本补。
② 琥：底本漫漶不清，据日本文化抄本补。

二荳散中双荳蔻，二丁二术附苓参。

茴香巴戟同山药，甘草姜苏桔[①]桂心。

仓公散

汉太仓令淳于意所制之方也。意官太仓久，故称仓公。

仓公瓜蒂雄，矾石火煅融。

共碾黎芦末，轻吹入鼻中。

清六丸

用清化丸，与六一散同服也。

方名清六丸，六一用全单。

红曲研加入，还同他药食。

玉露散

玉露，乳汁也，言服之能行乳汁也。

玉露甘草苓，芎归芍药参。

同研芷桔末，煎服乳如淋。

金液丸

水银乃白金之液也。

金液丸中三味烧，血余羊粪共飞毛。

龟土朱砂丸粽角，黑铅先和水银熬。

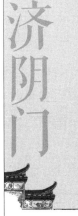

---

① 桔：日本文化抄本作"桍"。

无忧散

言药能使易产，子离母怀而无复可忧也。

无忧散治胎，乳木芍芎栽。

当归甘枳壳，猪血血余灰。

霹雳夺命丹

言药急烈，能下死胎，以夺回母命也。

霹雳夺命金银箔，血余丁香千里马。

蛇蚕二退水银铅，猪血为丸胎即下。

火龙散

道家云：龙从火里出。以其治心火也。

火龙川楝子，更用小茴香。

分艾将盐炒，治娠心痛良。

大劾琥珀散

言药色如琥珀也。

琥珀散方灵，天台乌药馨。

当归蓬术末，止痛更行经。

暖宫丸

言用硫黄、附子，以暖子宫也。

暖宫丸糊修，附子共生硫。

赤石余粮制，螵蛸海上收。

涌泉散

言无乳服之，则乳出如涌泉也。

> 涌泉瞿麦穗，山甲麦门冬。
>
> 王不留龙骨，同研酒拌溶。

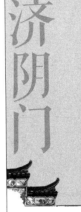
抵圣汤

抵，至也，言药之灵，可以至圣也。

> 抵圣谓汤神，人参半芍陈。
>
> 泽兰甘草等，姜引共煎新。

卷荷散

荷初出而未舒者也。

> 卷荷初出叶，用纸炒蒲黄。
>
> 共碾红花末，丹皮酒洗当。

赤龙皮

言槲皮之色赤也。

> 槲即赤龙皮，三升细切之。
>
> 同煎一斗水，干半洗疮奇。

乌啄丸

乌头之形，如乌啄也。

> 乌啄即乌头，牡蒙巴荳收。
>
> 苁膏姜桂碾，藜半共丸修。

三分散

四物、四君子、小柴胡，三汤各用一分也。

产后三分散，柴胡八味汤。

三方俱取一，引枣又生姜。

三之一汤

妇人以血为主，故四物全用之，小柴胡以治寒热，但用三之一也。

名三之一汤，四物用全方。

小柴胡三分，取一共煎良。

七星丸

七星之中有天枢而为旋斡，七药之中有巴豆而能运动行利，故拟而名之也。

七星巴豆煎，丁木乳香联。

肉蔻朱砂末，槟榔面糊圆。

黄龙汤

龙之灵变化莫测，其色有五，黄龙应中在人主脾土。药能补中，效验之灵，以比龙也。

黄龙一分芩，甘草等人参。

独用柴胡倍，扶中又济阴。

灵根汤

灵根，菖蒲也。歌曰：上界真人好清净，见此灵根当大惊。

灵根九节菖，甘草炙之良。

苍术须泔浸，同煎入枣姜[1]。

明月丹

沈内翰云：孙元规此方能活人。江阴万融病劳，四体如焚，睡困。梦人腹拥一月，大如盘，明下不可正视，逼人心骨皆寒，因悸瘵，俄闻扣门声，则元规使人遗药也，服之遂瘥。问其名则曰明月丹也。方惟兔屎、礞砂。集验方名，兔屎为玩月砂，故名之。

奇方明月丹，兔屎共礞摊。

七七俱如数，同研生蜜丸。

交加散

用生地黄汁炒生姜滓，生姜汁炒地黄滓。生姜辛热为阳，地黄苦寒为阴。盖取阴中有阳，阳中有阴，故名交加。

交加散子当归芍，官桂蒲黄齐等著。

姜炒生黄黄炒姜，同研更入玄胡索。

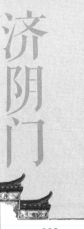
---

① 姜：底本漫漶不清，据日本文化抄本补。

鹤顶丸

赤石脂为衣，红如鹤顶也。

> 鹤顶附姜归，吴茱蛎艾随。
>
> 龙骨同丸糊，为衣赤石脂。

诜诜丸

诗云：宜尔子孙诜诜分。言药令人多子也。

> 诜诜术桂当，石斛泽兰姜。
>
> 芎芍玄胡索，丹皮熟地黄。

独行散

独用五灵脂一味，以行血也。

> 拔粹独行散，灵脂半熟生。
>
> 细研调酒服，血晕实时醒。

来甦①散

其来甦分之义也，药来其甦。

> 来甦芍药宜，甘草木香底。
>
> 曲蘗阿胶苎，生姜糯橘皮。

息风散

息，止也。言能止息产后之风也。

---

① 甦：苏醒。

散名为息风，荆芥独加烘。

细研为末服，荳酒小便通。

佛手散

释家五戒手不杀生，言药善活人也。一名君臣散，当归三两为君，川芎二两为臣。

佛手是良方，芎归二味将。

同煎令酒尽，入水再成汤。

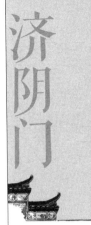

达生散

达（他未反），羊子也，达之字从羍①从辵②。娠③人之生首子，其产最难，惟羊产独易。《诗·生民篇》云：先生如达，不坼不副，无灾无害。言此药服之，如羊之易产而无患也。

达生用白芍，陈皮归腹皮。

葱叶黄杨叶，甘苏参术宜。

---

① 羍（dá答）：羊子出生名羍。

② 辵（zǒu走）：此处同"辶"。

③ 娠：同"婦"，今简化为"妇"。

活幼门

抱龙丸

抱，保也。龙，东方之神，属肝也。《内经》云：诸风掉眩属肝木。方治惊风，故名也。

> 抱龙天竺黄，牛胆制天南。
>
> 雄麝辰砂末，丸膏用蜜甘。

撮风散

治撮口脐风也。

> 撮风赤蜈蚣，全血白殭虫。
>
> 钩藤朱麝末，竹沥共调功。

紫霜丸

紫，疵色也。霜，巴豆霜也。又名紫霞丸。

> 紫霜巴豆霜，赤石杏中穰。
>
> 代赭丸蒸饼，专攻乳食伤。

平和饮子

平，平肝木。和，和脾土也。又云平和之药也。

> 平和饮子名，甘草茯苓升。
>
> 人参煎水服，白术弱须增。

调鲜散

陈皮、甘草以调中，紫苏、葛根以鲜肌也。

> 调鲜半川芎，青陈桔木通。
>
> 参苏甘草葛，枳壳枣姜同。

金星丸

郁金、南星也。

> 天南星郁金，巴荳去皮心。
>
> 腻粉雄黄末，为丸醋糊任。

红绵散

红，苏木、胭脂也。绵，丝绵，绵裹药煎也。与耳门红绵散不同药。

> 红绵蚕蝎全，苏木天麻脂。
>
> 砂葛麻黄芥，星防绵裹煎。

定命丹

命因风危，药以定之也。

> 定命蝎天麻，南星白附砂。
>
> 麝香龙脑黛，轻粉粟丸嘉。

肥儿丸

言童子羸瘦，药能长肌肉也。

　　　　肥儿连木香，曲麦共槟榔。

　　　　肉蔻使君子，同丸面糊良。

一粒金丹

用金箔为衣，每服一丸也。

　　　　一粒金丹玳瑁犀，参苓琥珀取砂飞。

　　　　甘防水石同龙脑，米糊为丸金箔衣。

凉惊丸

热极则生惊风，故用清凉之药以定之也。

　　　　凉惊连麝香，青黛钩藤防。

　　　　胆草同龙脑，牛黄丸糊良。

五生丸

三生丸加生半夏、生大豆，合为五也。

　　　　五生五药生，附半豆乌星。

　　　　滴水同丸末，姜汤送下灵。

烧针丸

言用针抢丸子于灯上，烧而服之也。

　　　　烧针砂枣①膏，丹碾白矾烧。

　　　　丸就穿针抄，灯烧泔水调。

---

① 枣：底本漫漶不清，据日本文化抄本补。

绿袍散

言菉荳末、荷叶汁也。

> 敷丹绿袍散，菉荳大黄研。
>
> 蜜共姜荷汁，调涂劾入玄。

五福化毒丹

五福者，寿富、康宁、攸好、德考、终命也。化毒者，消化诸毒而生可致五福也。

> 五福化毒丹，人玄桔茯攒。
>
> 马牙甘草麝，青黛[1]蜜和丸。

益黄散

脾胃属土，其色黄，言补益脾胃之药也。

> 益黄散子奇，诃子青陈皮。
>
> 丁香甘草炙，养胃更和脾。

无价散

用人、猫、猪、犬粪，腊日烧炼而为散，痘黑陷欲死者服之愈，如无价宝也[2]。或曰：药不待价而得，故曰无价。

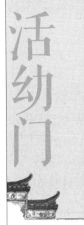

---

① 黛：底本漫漶不清，据日本文化抄本补。

② 也：底本漫漶不清，据日本文化抄本补。

无价何须问，人猫猪犬粪。

烧灰存性研，蜜汤调等分。

画眉膏

方能断乳。候儿睡时，以膏涂两眉，醒则不思乳矣。

画眉断乳奇，栀子用黄雌。

轻粉朱砂末，油调抹子眉。

褐丸子

言色如褐也。

褐丸卜子棱，莪术木香陈。

生熟牵牛末，青皮椒糊匀。

蒸鸡丸

以药内鸡腹，蒸熟为丸也。

蒸鸡丸子用芜荑，鹤虱柴连知母齐。

丹参君子秦艽末，内入鸡中蒸熟鸡。

泼火散

言治热如水泼火也。

泼火渴烦除，黄连用去须。

青皮赤芍药，调水地榆俱。

五疳保童丸

心为惊疳，肝为风疳，脾为食疳，肺为气疳，肾为急疳。言丸通治五疳，保全孩童也。

> 五疳保童麝雄蟾，倍子芜荑青二连。
>
> 熊胆夜明龙胆荟，天浆青黛楝根全。

胜雪丸

言白过于雪也。

> 膏名胜雪方，脑子共铅霜。
>
> 好酒研膏待，涂疮热即凉。

子丑丸

子，鼠粪。丑，牵牛也。

> 子丑散名幽，鼠粪黑牵牛。
>
> 等分同研末，陈皮汤下优。

太乙丹

太乙，天之贵神。以此名方，盖神之也。

> 太乙天浆子，南星白附砂。
>
> 防风全蝎麝，白茯共天麻。

金枣丹

以金箔为衣，丸形如枣子也。

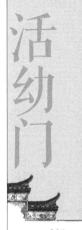

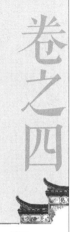

金枣天麻二术芎，两头防蝎细辛雄。

朱砂乌芷麻黄糯，金箔为衣若枣同。

水甲散

水甲，螺蛳壳也。烧灰能治心疼。

水甲是田螺，松柴薄片罗。

同烧研壳末，汤散任调和。

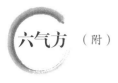 六气方 （附）

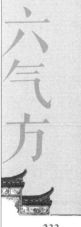

敷和汤

木气太过曰发生，不及曰委和，平曰敷和。敷和者，平
厥阴风木也。

> 敷和汤子干姜枣，枳壳陈皮同国老。
>
> 半夏诃苓五味全，欲平风木随加导。

升明汤

火气太过曰曦赫，不及曰伏明，平曰升明。升明者，平
少阳相火也。

> 升明汤内紫檀馨，半夏青皮酸枣仁。
>
> 车子蔷蘼①姜国老，随时火郁用加频。

备化汤

土气太过曰敦阜，不及曰卑滥，平曰备化。备化者，平
太阴湿土也。

> 备化汤中熟地黄，茯苓附子木瓜干。
>
> 覆盆甘草生姜膝，湿土随时加减餐。

---

① 蔷蘼：蔷薇。

审平汤

金气太过曰坚成，不及曰从革，平曰审平。审平者，平阳明燥金也。

> 审平汤用紫檀香，远志山茱芍药姜。

> 甘草天冬同白术，燥金加减併依方。

静顺汤

水气太过曰流衍，不及曰涸流，平曰静顺。静顺者，平太阳寒水也。

> 静顺汤先干木瓜，茯苓诃膝附防嘉。

> 干姜国老同诸药，水运司天按节加。

正阳汤

正阳君火也。言药以平少阴君火也，使无太过不及，则五化均衡也。

> 正阳汤以白薇[①]先，芎芍当归桑白联。

> 旋覆玄参姜国老，岁时君火任加煎。

---

① 薇：底本漫漶不清，据日本文化抄本补。

校后记

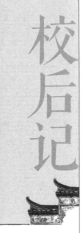

校后记

　　《程氏释方》是程伊为学医启蒙所撰之方书，于明嘉靖二十六年（1547）完成。该书体例完备，版本清晰，内容精要，叙述简明，对后世具有一定的影响。

一、《程氏释方》的体例

　　该书4卷，分49门，门下载方。卷一论述中风门86首、伤寒门55首、伤暑门16首、湿证门5首、燥结门7首，计169首；卷二论述诸火门7首、疟疾门26首、痢疾门34首、泄泻门19首、霍乱门6首、呕吐门4首、翻胃门16首、脾胃门24首、咳嗽门26首、痰气门22首、喘急门15首，计199首；卷三论述诸气门36首、诸虚门61首、痨瘵门22首、头痛门6首、眩晕门5首、心痛门12首、胁腰门10首、脚气门14首、黄疸门4首、热淋门6首、消渴门10首、白浊门10首、水肿门16首、胀满门8首、积聚门15首，计235首；卷四论述自汗门4首、健忘门6首、癫痫门5首、疝气门8首、诸血门14首、痔漏门5首、脱肛门3首、遗溺门4首、咽喉门6首、眼目门29首、耳聋门6首、鼻塞门4首、口舌门8首、牙齿门5首、疮毒门17首、折伤门3首、济阴门41首、活幼门33首，计201首；四卷总计载方804首。每方伊始，或叙其主治，或析其方名，或述其特色；后附以方歌，或五言，或七言，语句押韵，阐明其药物组成、功效主治等。

二、《程氏释方》的版本情况

《程氏释方》的版本较少，源流比较清晰。据《中国中医古籍总目》记载，国内现仅存有二：即日本文化元年（1804）索须恒德抄本，藏于中国医学科学院图书馆；抄本（年代不详），藏于上海中医药大学图书馆。国外已知日本国立公文书馆内阁文库藏明嘉靖三十年（1551）序刊本，为本书已知现存的最早版本。

1. 日本文化元年（1804）索须恒德抄本

该书每半页10行，行20字，小字双行同。白口，无版框，无鱼尾，正文无界栏。书内未见目录。其中"程氏释方序"首页内钤有"文昌馆藏书"长方章一枚，卷一首页内钤有"北京协和医学院图书馆藏书"方章一枚。各卷正文首页内均有"新安程伊宗衡著"。与大多数医书抄本不同，该抄本文字疏朗，每页大块空白之处甚多，以便阅读者撰写批语。2002年中医古籍出版社影印本，为该版本的影印本。

2. 上海中医药大学图书馆抄本

该书每半页10行，行20字，小字双行同。白口，无版框，无鱼尾，正文无界栏，有阅读者朱笔句读，无页码，开本27.8cm×17.8cm。其中首为"释方小序"，末署"时嘉靖丁未四月朔新安岩镇月溪程伊识"；次为"程氏释方后序"，末署"时嘉靖戊申夏四月既望新安方锡序";再后为"程氏释方目录";卷一首页钤有"上海中医学院图书馆藏书章"方章一枚,各卷首页均有"新安程伊宗衡著"。

3. 明嘉靖三十年（1551）序刊本

该书版框高18.7cm,宽12.4cm,每半叶10行,行20字,白口,上黑单鱼尾,左右双边,小字双行同。书内目录置于卷一前。其中"程氏释方序"首页内钤有"江户医学藏书之记""称意馆藏书记""与住草屋""多纪氏藏书印"长方章各一枚,"吉氏家藏""大学东校典籍局之印""日本政府图书"方章各一枚;末页钤有"时行之印""半壶山人"方章各一枚。"程氏释方序"末页钤有"南泠名士""蒋氏子云"方章各一枚。"程氏释方叙"末页钤有"方氏定山""采山草堂"方章各一枚。"释方小序"末页内钤有"程氏宗衡""月溪居士"方各章一枚,各卷正文首页内均有"新安程伊宗衡著"。该书版刻文字大而疏朗,天头空白之处甚多。

三、《程氏释方》的文献价值

1. 循名以究其义,因末以求其本

"可以言传者药之名也,可以意得者方之义也,得名失义,方不得而用矣。方之用也,妙名义而通之者也,弗通则泥,泥则偏,非惟病已,适以误人"。程氏认为,神农氏所传七方十剂之制,由《金匮要略》《千金方》等引用而收载方剂众多,但学者诚难掌握。一方面,程氏以歌赋形式,将所收诸家方剂编成歌诀,以利诵读;另一方面,程氏在各卷中,每从释方之名、解方之义入手,后附以五言或七言方歌,详述其药物组成及功效主治,以便读者记忆。

2. 内容精要，叙述简明

《程氏释方》共4卷，共计收录了804首常用方。程氏根据自己临床用方体会，对古方进行解释，循名究义。一如作者在自序中所言，"取方训义，集药为歌，方名八百，歌称是焉。上稽圣经，下逮张李，旁证诸子，附以管窥，虽童稚之阶梯，亦先哲之明鉴也"。其书不仅有助于初入医径之人，亦将先辈组方用方之深意阐述分明，故被赞曰"悉取诸方字为之解，集诸药品而为之歌，名义昭然，如指诸掌"，"其于药术，岂无所裨益也哉"。

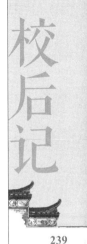

邓　勇
2017年12月

方名索引

方名索引

一画

一上散 / 213

一字散 / 19

一品丸 / 24

一捻金 / 105

一粒金丹 / 228

一清饮 / 157

一醉膏 / 211

二画

二丁散 / 206

二气丹 / 42

二丹丸 / 181

二母汤 / 128

二陈汤 / 99

二妙散 / 154

二贤汤 / 106

二金散 / 213

二香三建汤 / 9

二香汤 / 39

二姜丸 / 149

二苣散 / 218

丁香烂饭丸 / 174

十水丸 / 166

十灭丸 / 217

十四友丸 / 148

十灰散 / 138

十全大补汤 / 122

十枣汤 / 32

十神汤 / 38

十膈气散 / 81

十精丸 / 130

七气汤 / 112

七气汤 / 79

七圣散 / 10

七枣汤 / 59

七宝饮 / 58

七星丸 / 222

七情饮 / 119

人参利膈丸 / 82

人参固本丸 / 130

人参顺气散 / 8

人参养肺丸 / 95

人参养荣汤 / 124

人参润肺丸 / 96

人参清肺汤 / 96

八风九州汤 / 26

八风散 / 4

八正散 / 158

八仙丸 / 107

八仙丸 / 126

八珍汤 / 91

九子丸 / 124

九龙丸 / 143

九宝饮子 / 74

九痛丸 / 147

三画

三仁五子丸 / 126

三乙承气汤 / 31

三才丸 / 135

三之一汤 / 222

三五七散 / 145

三五七散 / 9

三化汤 / 16

三分散 / 222

三生饮 / 4

三仙丸 / 102

三仙丸 / 134

三白丸 / 164

三白散 / 115

三皮汤 / 149

三圣散 / 11

三拗汤 / 93

三奇散、五奇汤 / 68

三和丸 / 120

三和甘露饮 / 162

三和散 / 50

三建汤 / 122

三香正气散 / 114

三黄泻心汤 / 32

三痹汤 / 21

干噎妙功丸 / 83

土丹 / 127

寸金丸 / 186

大、小承气汤 / 30

大、小陷胷汤 / 32

大川芎丸 / 15

大已寒丸 / 75

大圣一粒金丹 / 20

大芎黄汤 / 20

大辰砂丸 / 14

大青四物汤 / 40

大金液丹 / 135

大效拱辰丸 / 218

大效琥珀散 / 220

大降气汤 / 97

大顺散 / 43

大柴胡汤 / 29

大造丸 / 121

大健脾丸 / 87

大黄龙丸 / 45

大断下丸 / 66

大醒风汤 / 4

万安散 / 64

万寿地芝丸 / 202

万和散 / 119

上消丸 / 162

上清散 / 14

小七香丸 / 87

小丹 / 127

小半夏汤 / 157

小胃丹 / 104

小品汤 / 139

小柴胡汤 / 29

千转丹 / 80

千金保命丹 / 14

千缗汤 / 105

川芎茶调散 / 13

广茂溃坚汤 / 170

子午丸 / 164

子丑丸 / 231

子灵散 / 140

飞龙夺命丹 / 212

飞虎散 / 144

四画

开笑散 / 209

天一丸 / 136

天王补心丹 / 122

天仙二母膏 / 106

天仙膏 / 5

天台乌药散 / 185

天香散 / 143

天真丸 / 132

无比山药丸 / 122

无比丸 / 84

无价散 / 229

无忧散 / 220

无碍丸 / 166

云雪散 / 189

五子丸 / 164

五生丸 / 228

五皮散 / 169

五百丸 / 175

五行神验丸 / 60

五劳丸 / 63

五辛汤 / 149

五拗汤 / 94

五苓散 / 29

五参散 / 26

五香连翘汤 / 211

五香蠲痛丸 / 116

五退还光丸 / 200

五荳汤 / 160

五套丸 / 108

五积丸 / 173

五积散 / 35

五疳保童丸 / 231

五黄膏 / 199

五痔散 / 191

五兽三匮丹 / 153

五淋散 / 158

五蒸汤 / 140

五痹汤 / 8

五福化毒丹 / 229

五膈宽中散 / 81

五噎散 / 83

五痫丸 / 183

不二散 / 60

太乙丹 / 135

太乙丹 / 231

太上混元丹 / 137

太仓丸 / 82

太平丸 / 138

太白散 / 25

太阳丹 / 38

止渴汤 / 78

日精月华光明膏 / 201

中丹 / 127

中满分消汤 / 170

内金鹿茸丸 / 216

水中金丹 / 124

水火散 / 208

水玉汤 / 108

水甲散 / 232

水芝丸 / 131

水沉膏 / 212

水陆二仙丹 / 165

水盆散 / 169

见丸 / 175

手拈散 / 115

牛黄通膈丸 / 102

牛黄散 / 51

牛榔丸 / 167

气针丸 / 150

壬子丸 / 216

升阳去热和血汤 / 187

升阳顺气汤 / 91

升阳除湿汤 / 73

升明汤 / 233

升降气六一汤 / 118

化气汤 / 114

化铁丹 / 173

化痰玉壶丸 / 107

化痰铁刷丸 / 103

分气补心汤 / 167

分心气饮 / 113

分利顺元散 / 60

分涎方 / 101

仓公散 / 219

仓卒散 / 186

仓廪汤 / 66

匀气散 / 116

匀气散 / 15

乌药平气汤 / 153

乌药顺气散 / 7

乌啄丸 / 221

凤髓汤 / 104

六一散 / 43

六乙顺气汤 / 31

六气方（附）/ 233

六合汤 / 146

六君子汤 / 90

六妙汤 / 69

六和丸 / 136

六和汤 / 45

六珍丹 / 183

六神汤 / 160

六神散 / 70

文蛤散 / 193

火龙散 / 220

火轮丸 / 73

火府丹 / 158

心肾丸 / 131

引气丸 / 119

引神归舍丹 / 148

巴石丸 / 72

双芝丸 / 130

双补丸 / 128

双和汤 / 123

双金散 / 189

双荷散 / 189

双解散 / 36

五画

玉龙膏 / 139

玉芝丸 / 105

玉关丸 / 128

玉池散 / 210

玉红散 / 191

玉枢丹 / 211

玉钥匙 / 195

玉泉丸 / 161

玉胞肚 / 71

玉屏风散 / 180

玉真散 / 15

玉粉散 / 212

玉粉散 / 68

玉烛散 / 217

玉浮丸 / 80

玉屑无忧散 / 195

玉液丸 / 95

玉液汤 / 145

玉锁丹 / 125

玉露散 / 219

未病莲心散 / 126

正舌散 / 17

正阳汤 / 234

正阳散 / 37

正胃汤 / 78

正胃散 / 83

去风丹 / 22

丙丁丸 / 129

左金丸 / 56

左经丸 / 10

戊己丸 / 65

龙石散 / 192

龙华散 / 60

龙虎交加散 / 214

龙脑鸡苏丸 / 56

龙脑破毒散 / 195

平气散 / 94

平肝饮子 / 171

平补镇心丹 / 147

平和饮子 / 226

平胃散 / 86

北亭丸 / 176

归脾汤 / 149

电掣膏 / 200

四七汤 / 100

四生丸 / 188

四生散 / 78

四白丹 / 5

四白散 / 180

四圣散 / 212

四君子汤 / 80

四虎散 / 213

四物汤 / 216

四炒丸 / 171

四柱散 / 75

四顺汤 / 37

四勂丸 / 153

四将军饮 / 58

四逆汤 / 28

四神丸 / 22

四兽饮 / 58

四蒸木瓜丸 / 154

四精丸 / 129

四磨汤 / 107

生朱丹 / 10

生肌散 / 191

生胃丹 / 85

生脉散 / 44

失笑散 / 117

代针膏 / 191

仙术芎散 / 146

仙传草还丹 / 136

白云换肺丸 / 107

白凤骨 / 138

白龙散 / 198

白虎汤 / 28

白通汤 / 33

白散 / 33

瓜丁散 / 206

玄附汤 / 116

玄武膏 / 213

玄青丸 / 69

半边散 / 168

半夏左经汤 / 156

宁志膏 / 148

宁肺汤 / 97

加减地仙丹 / 155

加减肾气丸 / 160

加减驻景丸 / 198

圣枣子 / 66

对金饮子 / 41

六画

老奴丸 / 133

老疟饮 / 59

地龙散 / 151

地仙散 / 131

地血散 / 39

机要浆水散 / 79

再生丹 / 141

百中散 / 67

百岁丸 / 67

百花膏 / 94

百杯丸 / 82

百倍丸 / 150

百粒丸 / 73

夺命抽刀散 / 86

夺命散 / 6

达生散 / 225

至圣一醉膏 / 24

当归六黄汤 / 180

当归拈痛汤 / 150

当归润燥汤 / 50

回阳汤 / 8

朱砂安神丸 / 181

朱雀丸 / 181

竹叶石膏汤 / 36

竹皮汤 / 185

竹蛀散 / 205

延生护宝丹 / 133

华盖散 / 93

舟车丸 / 168

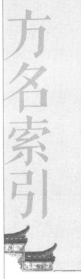

全生虎骨散 / 11

冲和散 / 40

交加饮子 / 61

交加散 / 223

交泰丸 / 90

交感丹 / 121

羊肉扶羸丸 / 76

江鳔丸 / 21

守宫膏 / 24

安中散 / 163

安肾丸 / 123

安眠散 / 98

导气汤 / 69

导赤散 / 158

导滞通幽汤 / 49

异功散 / 90

异香散 / 114

阴旦汤、阳旦汤 / 36

防风通圣散 / 14

如水散 / 214

如圣散 / 18

观音丸 / 61

观音散 / 203

红丸子 / 59

红龙散 / 25

红绵散 / 204

红绵散 / 227

七画

寿星丸 / 181

麦煎散 / 180

进食散 / 91

扶老强中丸 / 88

走马散 / 208

走马散 / 215

赤龙皮 / 221

赤龙散 / 206

坎离丸 / 57

抑气汤 / 118

抑青丸 / 150

护心散 / 214

苏沉九宝汤 / 95

苏感丸 / 67

医师固荣散 / 189

还少丸 / 125

来复丹 / 43

来甦散 / 224

坚中丸 / 76

吴仙丹 / 101

助阳和血补气汤 / 199

助胃膏 / 80

别离散 / 184

利膈丸 / 97

皂角六一丸 / 12

佛手散 / 225

谷神丸 / 92

谷疸丸 / 157

含明散 / 140

肠风黑散 / 187

状元丸 / 81

应验打老儿丸 / 134

冷汤饮 / 139

冷香汤 / 43

沃雪汤 / 63

沉香交泰丸 / 170

沉香和中丸 / 102

沉香磨脾散 / 89

快活丸 / 106

启中丸 / 119

补天丸 / 121

补中益气汤 / 130

补气汤 / 18

补肾丸 / 204

补肺汤 / 97

补骨脂丸 / 151

补脬饮 / 194

补脾汤 / 86

灵芝丸 / 132

灵根汤 / 223

陈希夷刷牙散 / 209

妙香散 / 147

鸡内金 / 194

鸡矢醴 / 171

鸡舌香散 / 113

鸡鸣散 / 215

鸡距丸 / 201

鸡清丸 / 130

驱邪散 / 58

驱痰饮子 / 99

八画

青龙汤 / 28

青龙妙应丸 / 22

青龙胆 / 196

青州白丸子 / 5

青金丹 / 104

青娥丸 / 152

抽风散 / 201

顶礼散 / 72

抵圣汤 / 221

抵当汤 / 31

抱龙丸 / 226

抱婆丸 / 132

拨云散 / 197

画眉膏 / 230

斩鬼散 / 62

软红丸 / 70

软金丸 / 174

虎骨散 / 10

虎胫骨酒 / 12

虎潜丸 / 135

肾著汤 / 47

明月丹 / 223

明目流气饮 / 197

固阳丹 / 124

罗汉应梦丸 / 201

败毒散 / 36

和气散 / 112

侧子散 / 13

金凤丹 / 25

金花丸 / 56

金枣丹 / 231

金虎丸 / 21

金星丸 / 227

金液丸 / 219

金锁正元丹 / 75

乳香宽筋丸 / 23

肥儿丸 / 227

备化汤 / 233

备急五嗽丸 / 93

备急丹 / 175

炙甘草汤 / 33

变通丸 / 69

夜光丸 / 202

育肠汤 / 68

育婴散 / 141

卷帘散 / 198

卷荷散 / 221

泻白散 / 98

泻青丸 / 26

泻黄散 / 207

泼火散 / 230

定风饼子 / 6

定命丹 / 227

审平汤 / 234

实肠散 / 74

实脾散 / 169

诜诜丸 / 224

建中汤 / 30

降心丹 / 147

驻车丸 / 66

驻春丹 / 134

九画

春泽汤 / 44

春雪膏 / 200

珍珠粉丸 / 161

赴筵散 / 208

茸珠丸 / 125

茜梅丸 / 188

茱萸内消丸 / 185

茯兔丸 / 163

荣卫返魂汤 / 214

枳术丸 / 89

枳术导滞丸 / 48

枳实三百丸 / 71

柳花散 / 207

威喜丸 / 123

厚肠丸 / 75

轻脚丸 / 23

点眼金花水 / 202

省风汤 / 12

是齐双补丸 / 148

星附汤 / 6

星香汤 / 6

胃风汤 / 18

胃风汤 / 65

胃苓汤 / 73

胃爱散 / 92

思仙续断丸 / 155

钟乳补肺汤 / 95

钩肠丸 / 193

拜堂散 / 203

香苏散 / 167

香苓散 / 165

香枣丸 / 167

秋霜丸 / 218

复元通气散 / 116

复春丸 / 151

顺元散 / 100

保和丸 / 175

保命龙虎丸 / 20

皇甫真人一块气 / 118

鬼哭散 / 63

禹功散 / 186

胜红丸 / 173

胜金丸 / 61

方名索引

胜骏丸 / 154

胜雪丸 / 231

独圣散 / 217

独行散 / 224

将军丸 / 137

养正丹 / 112

养肝丸 / 198

羌活导滞汤 / 155

羌活胜湿汤 / 47

姜合丸 / 87

洗心散 / 197

洗心散 / 57

洗肝散 / 197

活络丹 / 153

济阴丹 / 218

宣胞丸 / 186

祛风至宝丹 / 16

神仙九气汤 / 112

神仙飞步丹 / 19

神芎丸 / 57

神効太乙丹 / 142

神効手把丸 / 62

神砂一粒丹 / 117

神保丸 / 113

神栢散 / 19

神授散 / 137

神照散 / 23

退黄丸 / 174

既济丸 / 132

既济汤 / 78

结阴丹 / 188

绛雪 / 195

十画

秦川剪红丸 / 84

盐煎散 / 113

都梁丸 / 144

换骨丹 / 16

荳附丸 / 74

荳蔻固肠丸 / 71

莲子六一汤 / 164

真人养脏汤 / 65

真人换白丸 / 133

真武汤 / 28

尅痞丸 / 103

桂苓甘露散 / 42

桂枝汤 / 27

桃仁承气汤 / 30

桃花散 / 33

桃花散 / 83

破饮丸 / 100

逐瘀汤 / 190

逍遥散 / 216

鸭头丸 / 166

恩袍散 / 189

圆明膏 / 203

铅红散 / 17

秘元丹 / 194

秘精丸 / 128

透罗丹 / 108

借气散 / 67

倍术丸 / 100

息风散 / 224

皱肺丸 / 108

离珠丹 / 139

资寿解语汤 / 11

凉惊丸 / 228

凉膈散 / 40

益志汤 / 163

益胃汤 / 74

益黄散 / 229

兼金散 / 207

烧针丸 / 228

烧胃丸 / 76

烟霞乳香定痛散 / 212

酒浸九转丹 / 20

消风百解散 / 38

消风散 / 13

消谷丸 / 87

海藏五饮汤 / 101

涤痰汤 / 22

流气饮子 / 116

涌泉散 / 221

宽中喜食无厌丸 / 89

读书丸 / 182

调中汤 / 41

调中益气汤 / 88

调胃承气汤 / 31

调解散 / 227

通玄二八丹 / 72

通关散 / 19

通声煎 / 98

通真丸 / 155

逡巡散 / 209

十一画

理中汤 / 34

排风汤 / 8

排脓托里散 / 211

推气丸 / 118

控涎丹 / 183

控引睾丸 / 185

黄马散 / 205

黄龙汤 / 222

黄芪六一汤 / 160

黄连鲜毒汤 / 37

草薢分清饮 / 163

菩萨散 / 202

梅花聚香汤 / 162

梅枣汤 / 76

救急稀涎散 / 7

虚成散 / 141

晞露丸 / 176

停散 / 141

敛阳丹 / 128

敛肠丸 / 71

脱甲散 / 40

麻黄汤 / 27

鹿茸四觔丸 / 123

断痢散 / 72

剪红丸 / 187

剪霞膏 / 203

清气散 / 18

清化丸 / 98

清六丸 / 219

清六丸 / 76

清心莲子饮 / 159

清肺饮 / 38

清空膏 / 143

清胃散 / 209

清骨散 / 137

清神散 / 13

清凉丹 / 23

清暑助行丸 / 46

清暑益气汤 / 42

清脾汤 / 61

清震汤 / 144

清燥汤 / 49

淡渗二苓汤 / 46

渗湿汤 / 47

宿露汤 / 70

续命汤 / 16

续嗣降生丸 / 217

绿云丸 / 138

绿云散 / 207

绿袍散 / 229

十二画

斑龙二至丸 / 126

越婢汤 / 27

越鞠丸 / 115

趁痛丸 / 12

提盆散 / 50

搜风九宝饮 / 7

搜风顺气丸 / 17

散热饮子 / 199

葛花解酲汤 / 102

葛根汤 / 28

焚香透膈散 / 106

雄黄锐散 / 39

紫沉通气汤 / 120

紫金丸 / 157

紫金散 / 103

紫金散 / 215

紫金膏 / 199

紫雪 / 35

紫菝膏 / 193

紫霜丸 / 226

掌中金 / 82

黑丸 / 127

黑龙丹 / 71

黑奴 / 34

黑虎丹 / 155

黑金散 / 104

黑膏 / 35

犊髓全阳膏 / 134

集香散 / 117

御风丹 / 17

御寒汤 / 206

舒经汤 / 151

脾约丸 / 34

痢圣散子 / 65

尊重丸 / 172

遂心丹 / 184

溧白丸 / 145

温中化痰丸 / 96

温六丸 / 77

温白丸 / 173

温肾散 / 129

温金散 / 97

温肺汤 / 95

温胃汤 / 88

温胆汤 / 37

滋肠五仁丸 / 50

惺惺散 / 40

强中丸 / 101

十三画

瑞香散 / 84

瑞莲丸 / 129

瑷玉膏 / 140

蒜煮壮脾丸 / 77

蒸鸡丸 / 230

感应丸 / 174

愚鲁汤 / 138

暖胃丸 / 101

暖宫丸 / 220

锦节膏 / 188

解毒金花散 / 70

解毒雄黄丸 / 9

鲜暑三白饮 / 45

煨肾散 / 152

煨肾散 / 166

辟邪丹 / 64

缚虎丸 / 68

缠金丹 / 67

十四画

静顺汤 / 234

碧雪 / 196

碧雪 / 57

碧霞丹 / 62

嘉禾散 / 84

聚金丹 / 187

榻胀丸 / 168

酴醾丸 / 114

疎风汤 / 15

疎凿饮子 / 168

蜡弹丸 / 204

蜡煎散 / 94

蝉花无比散 / 197

赚气散 / 120

褐丸子 / 230

缩泉丸 / 194

缩脾饮 / 45

撮风酒 / 25

撮风散 / 226

撞气阿魏丸 / 118

撞关饮子 / 171

十五画

聪耳益气汤 / 204

莲朱丸 / 182

槿杨膏 / 200

敷和汤 / 233

醉乡宝屑 / 175

醉仙散 / 18

瞑眩膏 / 159

镇宫丸 / 217

潜行散 / 154

澄源丹 / 161

鹤顶丸 / 224

十六画

凝神散 / 90

十七画

濬川散 / 169

濯热饮 / 44

豁痰汤 / 103

十八画

礞石滚痰丸 / 103

瞻仰丸 / 64

蟠葱散 / 115

十九画

藿香正气散 / 33

藿香安胃散 / 91

蟾酥绵 / 208

麒麟竭散 / 47

二十一画

露星饮 / 62

露姜饮 / 63

霹雳夺命丹 / 220

霹雳散 / 37

二十三画

蠲饮枳实丸 / 88

蠲痹汤 / 11

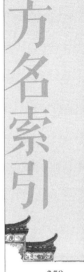

方名索引